医療系
はじめまして!
統計学

著
横浜薬科大学教授
奥田千恵子

金芳堂

はじめに

　統計学の本を開くのははじめてですか？
　中学や高校の数学の教科書に，「確率と統計」という章があったのを覚えていますか．既に統計学の授業を受けたことがある人もいるでしょう．なかには仕事上必要に迫られて，書店で数冊買い込んでそのまま本棚に眠っているけれど，さらに1冊買ってしまったという人もおられるかもしれません．
　多くの人が統計学に対して抱いているのは，「数式が多い」，「用語が分かりにくい」，「使い方が分からない」・・・といったネガティブイメージです．試験があるから，上司に命じられたから，「忍」の一字で耐えるしかないと暗澹とした思いで本書を手にしている人も少なくないでしょう．
　本書は，医療分野を目指す学生やさまざまな職種の医療従事者が，はじめて統計を学ぶことを想定しています．もし，これが何度目かの挑戦であっても心配は無用です．数式は少ししか出てきません（計算はコンピュータの仕事です）．身近な具体例を日常用語で説明します（簡単な統計用語やコンピュータ用語辞典も付いています）．統計学的な表現方法も身に付けられます（医療分野でもプレゼンテーション能力が必要です）．
　今や世界の情報を伝えるメディアでは統計データが多用され，私たちは日常的に「不確実性」に直面します．私たち一人一人が，識字や計算の能力に加えて，統計リテラシー（統計的なものの考え方）を身につけなければならない時代になったのです．統計学は，あなたが選んだ医療職を自信を持って全うするための道具に過ぎません．
　本書の目標は，「統計学を道具として使いこなす」ことです．具体的には，
(1) ものごとに対する疑問を統計学的に表現できる．
(2) 疑問に答えるために必要なデータを集められる．
(3) 集めたデータを分かりやすくまとめられる．
(4) データ全体の特性を読み取ることができる．
(5) 統計手法を選んでデータ解析ができる．
(6) 得られた結果を統計学的に表現できる．

（7）解析結果を現実の問題に当てはめて結論を引き出し，そこから新たな問題を見つけられる．

　情報化社会にあって統計学を使いこなすには，コンピュータソフトやインターネットを利用する必要があります．統計リテラシーは，コンピュータ・リテラシーやインターネット・リテラシーが前提となっていると言っても過言ではありません．本書では，表計算ソフト Excel（Windows 7 上で Microsoft Excel 2010）を使ったり，インターネットで問題解決に必要なデータを探したりしながら，これらの能力を同時に身に付けることができます．

　本書は既に出版した 1）「親切な医療統計学」，および，2）「医薬研究者の視点から見た道具としての統計学（改訂 2 版）」と共通のコンセプトで作成しました．まず，本書で統計学の概念を理解した上で，医療研究で用いられる基本的な統計解析手法を使いこなすためには 1）を，さらに高度な解析法が必要な場合は 2）をお読みください．

　本書，並びに，これまでの著書の執筆を支え続けて下さった金芳堂の村上裕子氏に深く感謝いたします．

2015 年 4 月

奥田　千恵子

目　次

序章　統計学の過去，現在，未来 …………………………………… 1
第1章　日常生活にあふれる「不確実性」 …………………………… 3
第2章　データ収集 ……………………………………………………… 11
　　　　データとは，食中毒の統計調査，必要な数値を読み取る，観
　　　　点を変えて
第3章　データの分類 …………………………………………………… 23
　　　　データのとらえ方，質的データとは，量的データとは，度数
　　　　分布表
第4章　割合 ……………………………………………………………… 31
　　　　全体の傾向をつかむ，率は割合，比とは
第5章　グラフ …………………………………………………………… 39
　　　　度数分布表の視覚的な表現，棒グラフ，積み上げ棒グラフ，
　　　　折れ線グラフ，円グラフ，帯グラフ
第6章　ヒストグラム …………………………………………………… 45
　　　　棒グラフからヒストグラムへ，階級は等間隔に，生データか
　　　　らヒストグラムを描くには
第7章　データの分布型 ………………………………………………… 55
　　　　分布型を読み取る，山型の分布，2つのピークを持つ分布，
　　　　L字型の分布，J字型の分布，正規分布は遍在する？
第8章　データの中心を表す指標 ……………………………………… 65
　　　　さまざまな中心の指標，平均値，中央値，最頻値
第9章　データの散らばりの指標 ……………………………………… 73
　　　　さまざまな散らばりの指標，範囲，四分位範囲，分散および
　　　　標準偏差，データの分布型による指標の使い分け
第10章　中心と散らばりのグラフ表現 ………………………………… 81
　　　　平均値のグラフ，生データの散らばりのグラフ，エラー
　　　　バー，エラーバーとヒストグラムの関係，箱ひげ図

第 11 章 2 種類のデータの関係 ……………………………………………… 89
　　　　　データ間の関係，結婚しやすければ離婚もしやすい？，散布図，量的データの分割表，量的データの分割表，3 種類以上のデータの関係

第 12 章 相関 …………………………………………………………………… 95
　　　　　相関係数，相関係数の解釈，外れ値の影響

第 13 章 回帰 …………………………………………………………………… 101
　　　　　もっとも当てはまりのよい数式，さまざまな回帰分析，回帰係数の求め方，婚姻率から離婚率を予測する，回帰直線の当てはまりの良さ指標

第 14 章 標本調査 ……………………………………………………………… 109
　　　　　全数調査は記述統計で十分，標本調査には推測統計が必要，標本調査の例，調査の実施，アンケート調査のまとめ方

第 15 章 母集団と標本 ………………………………………………………… 119
　　　　　標本とは，母集団と標本の関係，ランダムの作り方，ランダム抽出法，標本誤差，「真の値」からのずれ，選択バイアスと情報バイアス

第 16 章 確率 …………………………………………………………………… 129
　　　　　「満足していますか？」，「はい」と回答する確率，確率とは，コイン投げの確率計算，2 項分布，偶然誤差，確率的に考える

第 17 章 正規分布 ……………………………………………………………… 139
　　　　　正規分布とは，母数と推定値，正規分布と確率の関係，正規分布とヒストグラムの関係，正規分布から派生した分布，標準正規分布，t 分布，χ^2 分布，F 分布

第 18 章 信頼区間 ……………………………………………………………… 153
　　　　　母集団の値がわからない調査，信頼区間とは，信頼区間の計算，母平均値の信頼区間，データ数を増やすと，母比率（割合）の信頼区間，さまざまな統計量の信頼区間

第 19 章 P 値 ··· 163
　　　統計学的仮説検定，帰無仮説と対立仮説，両側検定と片側検定，$α$ 過誤と $β$ 過誤，アワテモノの過誤，ボンヤリモノの過誤，比率（割合）の検定，信頼区間と P 値の関係
第 20 章 2 群間での比較のための検定法 ································· 169
　　　2 群間の比較とは，t 検定，対応のない t 検定の手順，$χ^2$ 検定，独立性の $χ^2$ 検定の手順，期待度数の算出，分割表の検定
・統計ソフトの利用 ··· 179
　　　Excel から統計ソフトへ，統計ソフトを選ぶポイント

【統計学のための Excel 講座】

　①表計算ソフトとは　　　　　　　　　　　　　20
　②統計関数　　　　　　　　　　　　　　　　　27
　③計算式のコピー＆ペースト　　　　　　　　　35
　④グラフの描き方　　　　　　　　　　　　　　43
　⑤分析ツール　　　　　　　　　　　　　　　　50
　⑥並べ替え　　　　　　　　　　　　　　　　　71
　⑦エラーバーの描き方　　　　　　　　　　　　86
　⑧乱数発生関数によるランダム抽出　　　　　　125
　⑨確率密度関数の使い方　　　　　　　　　　　147

【一歩進んだ統計学】

　①理論的な分布型　　　　　　　　　　　　　　62
　②さまざまな散らばりの指標　　　　　　　　　80
　③相関係数の符号　　　　　　　　　　　　　　99
　④回帰モデル　　　　　　　　　　　　　　　　107
　⑤確率の直接計算　　　　　　　　　　　　　　136
　⑥自由度　　　　　　　　　　　　　　　　　　146
　⑦統計量の分布　　　　　　　　　　　　　　　161

序章　統計学の過去，現在，未来

「統計」という言葉をgoogleで検索すると，トップに総務省統計局のホームページが出てきます．国勢調査を始めとする国の重要な統計調査を行う機関です．業務は，「社会に役立つ正確な統計を作成・提供しています．」

出生，婚姻，死亡などの人口統計は，世界各国で古くから行われていましたが，大部分のデータは人民には秘匿されていました．課税と徴兵が目的だったからです．「統計」（Statistics）とは，国家（State）の状況を歴史的に記述する「国勢学」と呼ぶべき，為政者のための学問でした．

19世紀のドイツで始まった大学統計学が，現在の科学としての「統計学」の起源ではないかと考えられています．当時のヨーロッパでは，個人の身体測定値や，自殺，犯罪者数，労働者家庭の家計など，個人および社会に関わる「数字集め」が盛んに行われ，そこから個人や社会が抱える問題を把握しようとする試みがなされていました．統計学は人間の生活の中で見られるあらゆる現象に対する好奇心が生み出した学問です．

パスカル（B. Pascal 1623-1662）が2項分布（☞第16章．確率）を発見するきっかけは，賭博師として有名だったフランス人貴族からのサイコロ投げの確率に関する質問だったと言われています．正17角形の作図法を発見するといった純粋な数学の世界に住んでいたガウス（C. F. Gauss 1777-1855）は，その一方で天体観察を行い，セレスという小惑星の軌道計算をする過程で，測定誤差が正規分布（☞第17章．正規分布）に従うことを発見しました．ビール会社で醸造の条件を調べていたゴセット（W. S. Gosset 1876-1937）はt分布

(☞第 17 章．正規分布）を発見しましたが，会社に気がねして，研究成果はほとんどスチューデント（Student）というペンネームを用いたためにこちらの方が本名より有名になりました．推定と仮説検定という推測統計の方法論（☞第 18 章．信頼区間，第 19 章．P 値）を築き上げたフィッシャー（R. A. Fisher 1890-1962）は，農事試験場で肥料の組み合わせとじゃがいもの収穫量の関係などを調べていた技師でした． 〈参考文献 2〉

　さまざまな分野からの小さな湧き水が，自然に一つの方向をめざして流れ始め，長い年月を経て大河のようになって，統計学は，今や現代社会の基礎を担うまでに発展しました．調査や観察，測定によって得られた「不確実性」を含んだデータから有用な情報を取り出す方法論として，どの学術分野においても必須の学問になったのです．

　さらに，20 世紀後半からの，コンピュータの記憶容量の増加と処理の高速化，および，ネットワーク環境の劇的な変化により，多くの分野においてビッグデータ（big data）が蓄積され，それらを有効利用するために，データマイニング（data mining）などの新たな統計学が生れました．医療分野では，医薬品の市販後における未知重篤な副作用の早期発見，膨大な知見が蓄積されつつあるゲノム情報の解析，テーラーメイド医療や創薬などに利用されています*．

　グローバル化社会，情報化社会と呼ばれる現在，これからの統計学はますます分野横断的な性質を持った学問になっていくでしょう．さまざまな分野の専門家とのコミュニケーションを通して，人間活動の新たな問題を掘り起し，新たな側面から捉える道具として大きな力を発揮することが期待されます．

---

*　統計関連学会連合「我が国の統計科学振興への提言」，2007.
　（http://www.jfssa.jp/TokeiKagakuShinkou0702.pdf）

第1章　日常生活にあふれる「不確実性」

雨音を聴きながら

> 201＊年＊月＊日 ☂
> ～～～～～～～～～～～～～～～～
>
> 梅雨明け前の天気予報はよく外れる
> 今朝の予報では降水確率30％だったのに
> 昼過ぎから降り出した雨が今や///o(゜o゜;)o///
> 夕食はどうしよう
> こんなことなら早く何か買っておけばよかった
> あっ　そういえば…
> 閉店間際に50％引きで買った鶏のから揚げ！
> 帰宅直後にA君に誘われて外食したからすっかり忘れてた
> 冷蔵庫の奥に入れたはずだけど…
> あ～あ　消費期限過ぎてる　＿｜￣｜○
> 半額だったし仕方ない（Θ_Θ;)
> 匂いは別に問題なさそうだけど　さっきのニュースが気になる
> "梅雨時は食中毒のシーズン"って本当かなぁ？

日常生活はこんな「不確実性」に満ちています．空腹と食中毒のリスクを天秤にかけて，あなたにはどんな選択肢があるでしょうか？

 選択肢① 自分の臭覚を信じる

食品が腐っているかどうか知りたい時に匂いを嗅ぐというのは，微生物が食品を分解してできる生成物が硫化水素やアンモニアなどの不快臭を放つからです．微生物が酵母菌や乳酸菌であれば発酵を引き起こします．発酵と腐敗の線引きは食文化に依存します．腐敗臭としか思えない食品が，ある文化圏では珍味の発酵食品とされる例は数多く知られています．匂いを嗅ぐ，あるいは，一口食べて味をみるというのは，あなたの普段の食生活の最低基準をクリアできるかどうかという判断材料にはなっても，安全性の保障にはなりません．

食中毒の原因は，細菌，ウイルス，自然毒，化学物質，寄生虫などさまざまです．中でも件数の多い細菌性食中毒には，サルモネラ，腸炎ビブリオ，黄色ブドウ球菌，ボツリヌス菌，病原大腸菌，ウェルシュ菌などによるものがあり，食中毒の発生の仕方や予防法も異なります[*1]．

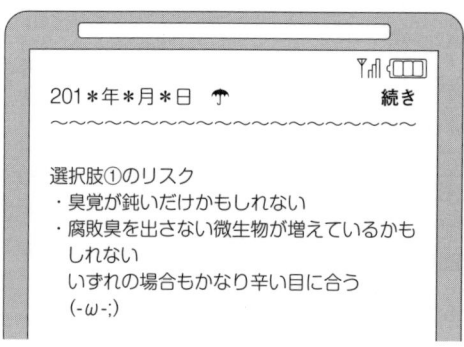

[*1] 「食中毒」（厚生労働省）
(http://www.mhlw.go.jp/stf/seisakunitsuite/bunya/kenkou_iryou/shokuhin/syokuchu/index.html)

選択肢② 消費期限を守って，から揚げを棄てる

「消費期限」は，弁当，調理パン，そうざい，生菓子類，食肉，生めん類などの食品の安全期限を示す年月日です．開封前の状態で，定められた方法により保存すれば，腐敗，変敗その他の品質（状態）の劣化に伴う食品衛生上の問題が生じないとされています．農林水産省は「消費期限」を過ぎた食品は食べないようにと勧告しています．ホームページには消費期限と賞味期限の違いも分かりやすく図示されています（図 1-1）．

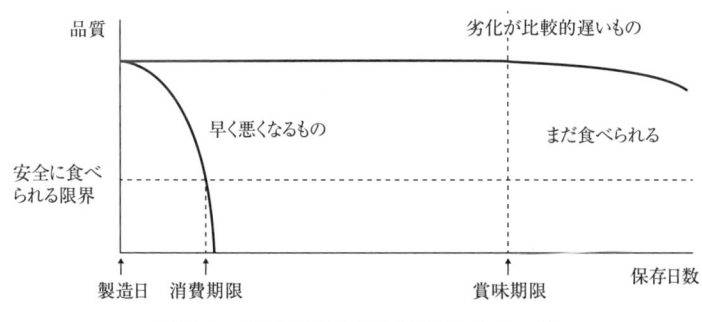

図 1-1　賞味期限と消費期限のイメージ

ただし，国が責任を持って個々の食品の期限設定を行っているわけではありません．「食品の情報を正確に把握しているはずの製造業者等が，科学的，合理的根拠をもって，適正に設定しなければならない」とされています．食品衛生法で規格基準が決められている食品であれば，微生物試験などによって得られた期限に対して，食品の特性に応じて安全係数（1 未満）をかけて，それよりも短い期間を設定します[*2]．

---

*2 「食品表示について」（農林水産省）(http://www.maff.go.jp/j/jas/hyoji/kigen_all.html)

```
┌─────────────────────────────┐
│  201＊年＊月＊日 ☂    続き    │
│ ～～～～～～～～～～～～～～  │
│ 選択肢②のリスク              │
│ ・半額とは言え 費やしたお金が無駄になる │
│ ・「食品ロス」の問題を引き起こす│
│   (日本では 年間500万～800万トンがま │
│   だ食べられるのに廃棄されているらしい) │
│ ・夕食は残り物の野菜炒めで我慢するか │
│   雨の中 食材を買いに行くかという新たな │
│   選択を強いられる (;-_-)=3  │
└─────────────────────────────┘
```

　消費期限切れの問題は日常的に起こります．多くの人が，いろいろな食品を棄てるべきかどうか判断してきたはずです．正しい選択をするには，適切な情報が必要です．

 選択肢③　親や友人に電話して相談する

　もし，あなたの周りの人々が身を賭して安全性試験を敢行した経験があれば貴重な意見が聞けます．ただ，あなたのから揚げ——梅雨の時期，夕方7時近くまでスーパーの棚に置かれた後，自宅の冷蔵庫に丸1日保存．冷蔵庫内はやや詰め込み過ぎの上，蒸し暑い昼の間，飲み物の出し入れで何度も開閉を繰り返したので温度設定はあてにならない——に，彼らの経験を当てはめられるかどうか慎重に判断すべきです．

　仮にこれらすべての条件が相談相手とほぼ同じであったとしても，から揚げがスーパーに納入される以前の状況まではわかりません．

```
201＊年＊月＊日 ☂             続き
～～～～～～～～～～～～～～～～～
選択肢③のリスク
・親は食べるなというに決まっている
・兄は大丈夫というに決まっている
・友人A君はそもそも消費期限には無頓着
 である
・先輩Sさんは一度食中毒に罹ったことが
 あるので常に慎重だ
知り合いの答えはだいたい予想がつく
聞くだけ無駄だ　ヽ(- -;)
```

選択肢④　インターネットで調べる

　ここまで述べてきた厚生労働省の食中毒に関する情報や，農林水産省の消費期限の設定に関するガイドラインは信頼度の高いものですが，膨大な資料の中から，個々の状況に合ったデータが示されている個所を見つけ出すというのはそれほど簡単ではありません．省庁などの巨大なサイトは入り組んだ構造になっており，似たような名前のファイルもあるので，あちこちクリックしているうちに迷子になってしまうことも稀ではありません．

　道に迷った時，たまたま通りかかった声をかけやすそうな人に尋ねたくなるように，手っ取り早く，Q&Aサイトを利用して，「消費期限切れ」や「揚げもの」で検索してしまいがちです．空腹で冷静な判断力を失ってしまえば，上位に現れるいくつかのサイトから，「大丈夫」，「食べられる」，「加熱すればOK」など，背中を押してくれる言葉を探し始めるかもしれません．

> 201＊年＊月＊日 ☂　　　続き
> 〜〜〜〜〜〜〜〜〜〜〜〜〜〜〜〜〜
>
> 選択肢④のリスク
> 知り合いに聞くのと大差はない
> みんな自分の経験と価値観で回答しているのだから
>
> 結局　自分で決めるしかない　σ(o^_^o)
>
> 結論：から揚げは廃棄する！
> 雨の中の買い物は　食中毒の下痢嘔吐に比べれば大した苦痛ではない
> ダイエットと思えば　野菜炒めだけで済ませるのも悪くない
> 食品ロス削減運動は　賞味期限とは異なり消費期限を守らないことまで求めていない
>
> まだ　何だかすっきりしない…(￣￣;)
>
> から揚げがもっと高かったら
> 胃腸に常人以上の自信を持っていたら
> 大雨特別警報が出ていたら…
>
> 別の選択をしてしまいそうだ　(*´д`)??

正解のない問題

　私たちは小学校以来，すでに正しいと証明された数学の定理や，一定の条件のもとで必然的に成立する物理学的，化学的な法則などの知識を蓄え，理論的にものごとを考える訓練を受けてきました．十分な知識を身につければ，正しい答えがちゃんと用意されている試験には解答できます．

　ところが，消費期限切れのから揚げが食べられるか，という目の前にある日常的な問題に対して正解を出すのは極めて難しいことです．現実の世界では，ものごとが起こる条件が常に変化しているからです．次に同じようなことが起こった時に同じ答えが当てはまるかどうか，常に不確実なのです．

疑問が生まれたら

```
201＊年＊月＊日 ☀
～～～～～～～～～～～～～～～～～

陽射しがまぶしい ヾ(*´O`*)/
昨夜の雨がまるで嘘みたい
から揚げは捨てたけど 選択は正しかったの
かな？
もう確かめようがないけれど

食中毒って飲食店なんかで発生すると大きな
ニュースになるけど 一般家庭では 死者が
出ない限りニュースになんてならない
実際はどのくらい起こってるのかな(・_・?)？
```

　同じ条件で繰り返すことができない現実の問題において，「このから揚げは食中毒を引き起こすか？」という質問には簡単に答えることはできませんが，「梅雨時に，特定の地域や場所で，から揚げによる食中毒に罹る確率はどのくらいか？」なら，統計学的に表現された質問です．さまざまな状況での食中毒発生頻度のデータがあれば，近い条件のものから推測して解答できます．

　次章では，インターネット上で，そのような問いに答えるためのデータを探しに行きましょう．

まとめ

　現実の世界で起こるものごとには常に「不確実性」がつきまとう．できるだけリスクを回避できる選択をするためには，統計学を用いて「不確実性」を科学的に扱う能力を身に付けなければならない．

　問題解決の最初のステップは，ものごとに対する疑問を統計学的に表現することである．

第2章　データ収集

データとは

　今，問題としているものごと（人，物，出来事，…）について，観察や調査，実験をおこなって得た結果をデータ（data）と呼びます．統計学を用いて問題を解決するためにはデータを集めなければなりません．

　自然観察やアンケート調査，機器を用いた測定や実験など，さまざまなデータ収集法がありますが，どのような方法を用いるにしても，やみくもにデータを集めると統計学的に扱うことができなくなってしまいます．収集過程で起こりうる問題を予め予想し，対処法を考えた上で計画的にデータを収集しなければなりません．

　本章では，まず，インターネット上で提供されている公的機関のデータを参考にして，しっかりした計画の下で集められたデータとはどのようなものなのか見てみましょう．

食中毒の統計調査

　食中毒患者を診断した医師は，直ちに最寄りの保健所に届け出ることが食品衛生法（第58条）で義務付けられています[*1]．調査を実施した都道府県の保健所において，調査終了後に食中毒事件調査票に記入し，厚生労働省あてに提

---

*1　「食品衛生法」（総務省）（http://law.e-gov.go.jp/htmldata/S22/S22HO233.html）

出するという方法でデータ収集が行われています．

```
201＊年＊月＊日 ♣ のち ☔
～～～～～～～～～～～～～～～
食中毒のデータって　誰でも見れるのかな？
許可がいるのかな
自由に見れるとしても　お役所のデータは専
門用語が多くて読みにくそう… (-ω-;)
誰か，まとめててくれないかな　そのほうが
楽なのに
まぁでも，自分でデータ収集する練習だし仕
方ないか…
とりあえず検索してみよう
検索ワードは…　食中毒？　データ？　統
計？　から揚げ？
```

e-Stat　　検索

http://www.e-stat.go.jp

　厚生労働省は食中毒発生状況に関する資料を毎年インターネット上で公開しています．政府統計の総合窓口　e-Stat　のホームページ (**図2-1**)[*2]には，各統計調査の詳細なファイルが集められています．
　下線付きの項目をクリックすると (**図2-2**)，リンクしているサイトの画面が現れるようになっています．目指すデータにたどり着くには，何回かクリックを繰り返す必要があります[*3]．

[*2]　「e-Stat」(総務省統計局) (http://www.e-stat.go.jp/SG1/estat/eStatTopPortal.do)
[*3]　e-Stat → 統計データを探す → 政府統計全体から探す → 厚生労働省 → 政府統計一覧の中から「食中毒統計調査」→ 平成25年食中毒統計調査．

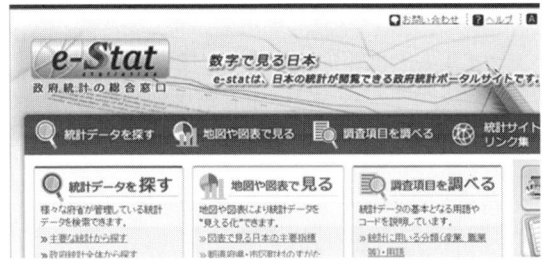

図 2-1　e-Stat ホームページ

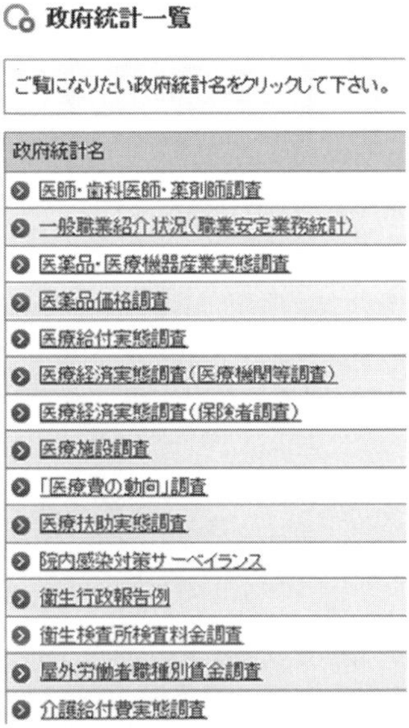

図 2-2　厚生労働省の政府統計一覧の一部

公的な統計資料の多くは，閲覧者が直接パソコンに取り込むことができるように，Excel のファイルとして提供されています（図 2-3）．

リストの内容を参考にして，平成 25 年食中毒統計調査の中から表番号 5 の Excel ファイルを開いてみましょう．ファイルのダウンロード画面（図 2-4）が現れたら，まず「保存」をクリックします．

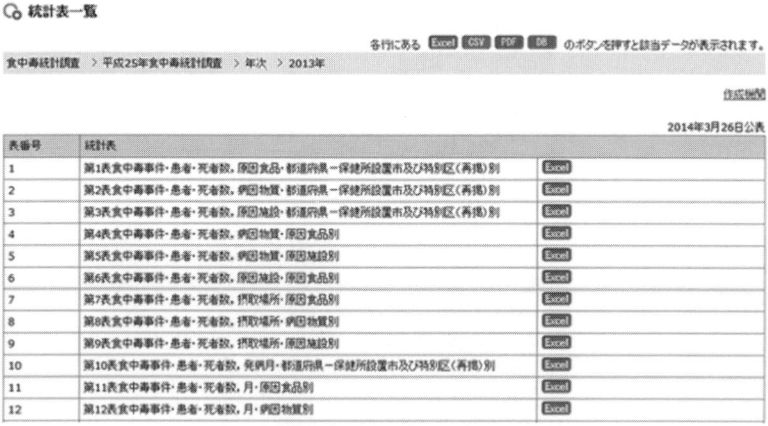

図 2-3　食中毒統計表一覧の一部

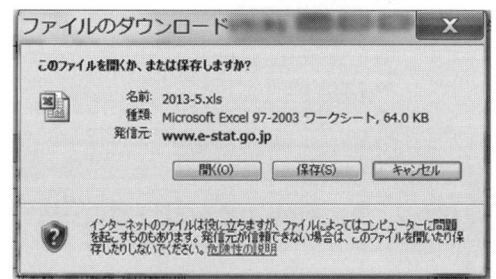

図 2-4　食中毒統計調査　第 5 表のダウンロード画面

必要な数値を読み取る

ダウンロードした「食中毒統計調査」第5表：食中毒事件・患者・死者数，病因物質・原因施設別のファイル（**図2-5**）には，複数の観点から調査されたデータが含まれています．

まず，個人の家庭における食中毒の発生頻度を知るために，原因施設別の食中毒患者数という1つの観点に絞ってみましょう．原因施設は12のカテゴリに大分類されています．事業場，学校，および，病院に関しては，さらに細かいカテゴリに分類されています．

	A	B	C	D	E	F	G
1	第5表食中毒事件・患者・死者数,病因物質・原因施設別					都道府県名等	全国
2					総数		
3							
4					事件	患者	死者
5	総数				931	20802	1
6	家庭				71	169	1
7	事業場	総数			44	1663	-
8	事業場	給食施設	事業所等		14	752	-
9	事業場	給食施設	保育所		9	443	-
10	事業場	給食施設	老人ホーム		16	358	-
11	事業場	寄宿舎			1	52	-
12	事業場	その他			4	58	-
13	学校	総数			16	728	-
14	学校	給食施設	単独調理場	幼稚園	-	-	-
15	学校	給食施設	単独調理場	小学校	1	47	-
16	学校	給食施設	単独調理場	中学校	-	-	-
17	学校	給食施設	単独調理場	その他	2	204	-
18	学校	給食施設	共同調理場		2	299	-
19	学校	給食施設	その他		1	4	-
20	学校	寄宿舎			1	15	-
21	学校	その他			9	159	-
22	病院	総数			5	291	-
23	病院	給食施設			5	291	-
24	病院	寄宿舎			-	-	-
25	病院	その他			-	-	-

図2-5　食中毒統計調査　第5表（Excelファイル）の一部

このままでは複雑すぎて扱いにくいので，細分類などの余分な行を削除し，患者数の列のみ抜粋してみましょう（**表2-1**）．大きなファイルの扱いは慣れるまで難しいと感じられるかもしれません．Excelファイルのダウンロードや，列や行の削除がうまくいかない場合は，ワークシートに**表2-1**を直接入力してください．

表2-1　原因施設別食中毒患者数[*4]

原因施設	患者数（人）
家庭	169
事業場	1,663
学校	728
病院	291
旅館	2,385
飲食店	10,988
販売店	74
製造所	394
仕出屋	2,989
採取場所	2
その他	758
不明	361
総数	20,802

[*4]　「食中毒統計調査」（平成25年）第5表：食中毒事件・患者・死者数，病因物質・原因施設別Excelファイルより抜粋して作成．

データをじっくり眺める

```
201*年*月*日 ☁ のち ☂    続き
〜〜〜〜〜〜〜〜〜〜〜〜〜〜〜〜〜
やっぱり 飲食店が大半を占めている
家庭での発生は 1年間にたった169人
でも この数字は正確なのかな？
家庭で食中毒が起きたとしても 症状が軽
かったり 食中毒と認識されないケースもあ
るんじゃない？
実際にはもっと多く起きているのかも…
```

　データ収集は統計学を用いた問題解決の2番目のステップです．

　自分で観察や実験を行って得たデータであれ，ネット上のオープンデータであれ，設定した質問に対して適切なデータであるかどうか判断しなければなりません．法律で義務化され，全データをもれなく集めるシステムが完備している公的機関による調査であっても完璧ではないことが，データ収集という作業の難しさを物語っています．

　正しいデータを得る手段がない質問に対して，正しく解答することはできません．たいていの人は，UFOやツチノコを数えてみようとはしませんが，医学的に定義がなされている食中毒患者の数なら正確に数えられると思いがちです．先入観を持たずに，データが導き出された過程を考え，冷静な目で信頼性を判断する必要があります．

　特に，特定のテーマを掲げた研究においては，設定した質問に対して適切なデータ収集が困難であると分かれば，無理な推測を重ねるのではなく，研究テーマそのものを見直し，答えるべき質問を変更しなければなりません．

観点を変えて

> 201＊年＊月＊日 ☂
> 〜〜〜〜〜〜〜〜〜〜〜〜〜〜
> "梅雨時は食中毒のシーズン"って本当かな
> (°へ°)？
> 蒸し暑くて食べ物が腐りやすいイメージはあるけど 実際にそんなデータがあるかな

月別発生状況のデータを見てみましょう．

表 2-2　発生月別食中毒患者数[*5]

月	1	2	3	4	5	6
患者数(人)	2,053	2,437	2,547	2,667	1,410	1,283

7	8	9	10	11	12	総数
917	808	1,860	1,105	1,058	2,657	20,802

> 201＊年＊月＊日 ☂　　　　　続き
> 〜〜〜〜〜〜〜〜〜〜〜〜〜〜
> あれ？　6〜8月の患者の割合は他の月に比べてむしろ少ない
> あっ　そうか！このデータはすべての病因による食中毒患者数だ
> 冬にはノロウイルスなどによる食中毒がおこりやすい
> もしかしたら　こっちの方が患者数は多いのかも
> 病因別のデータも見てみたいなぁ

[*5] 「食中毒統計調査」(平成25年) 第10表：食中毒事件・患者・死者数, 発病月・都道府県－保健所設置市及び特別区別 Excel ファイルより抜粋して作成．

データを現実の問題に当てはめて説明しようとすると,さらに,そこから新たな問題が見つかります.統計学を用いて問題を解決するには,ものごとを多面的にとらえる能力が求められるのです.

第5章と第11章に病因物質別の患者数のデータがありますから,興味があれば先にのぞいてみて下さい[*6].

・まとめ・

統計学的な問題解決の2番目のステップは,今問題としているものごと（人,物,出来事,…）について,観察や調査,実験をおこなってデータを収集することである.しっかりした計画の下で集めたデータでなければ統計学的に扱うことができない.

---

*6 図5-2,図5-5,および,表11-3参照.

統計学のための Excel 講座♥

① 表計算ソフトとは

　Excel は表計算ソフト（spreadsheet software）と呼ばれるコンピュータプログラムです．鉛筆と物差しのかわりにパソコンで簡単に表が作れるようにしたものです．商品管理や科学データの整理に広く使われています．

　パソコンを買うと，予めインストールされていることが多いので，既に使いこなしている人もいるでしょう．さらに，文書作成用の Word やプレゼンテーション用の PowerPoint，個人情報管理用の Outlook などのソフトをセットにした Office というパッケージとして販売されています．

　Excel の方眼紙のようなマス目の部分を「ワークシート」と呼びます．マス目1つ1つが「セル」です．セルが縦に並んだものを「列」，セルが横に並んだものを「行」と呼び，列には A，B，C，…，行には 1，2，3，…とそれぞれ名前がついています．B 列の 3 行目のセルは B3 です．

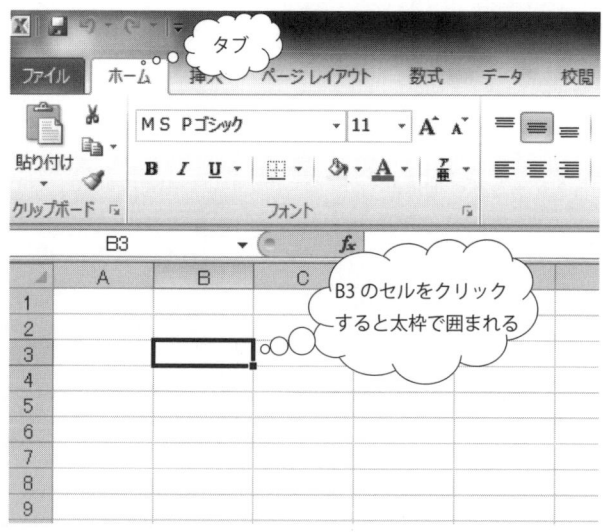

セルに何か操作を行う場合には，そのセルにマウスポインタを合わせて左クリックする（押して離す）と太枠で囲まれます．左クリックの指を離さずにマウスをドラッグする（引きずる）と，複数のセルの範囲を選択することができます．

　画面の上部の「リボン」と呼ばれる部分には，ホーム，挿入などといった「タブ」が横に並んでいます．これらを使って，選択した部分にさまざまな操作することができます．

　Excel はデータを変幻自在に扱えるという点で魅力的なツールです．ワークシートへのデータ入力にはほとんど制限がないので，縦，横，自由に並べることができます．グラフを描く機能や，統計関数，「分析ツール」[*]も含まれています．Excel で作成した表やグラフを Word や PowerPoint に貼り付けることもできます．

　自分で調査や実験を行ってデータ収集をする場合，収集したデータを，まず Excel に入力してデータの整理や探索を行い，さらに専用の統計ソフトに取り込んで最終的な解析を行うという使い方もできます．

　　　　　　　　　（一般的なコンピュータ用語は☞ p.184 コンピュータ用語事典）

---

[*]　「分析ツール」（データ分析）は基本的な統計解析手法が搭載されたアドインソフト．「データ」タブのリボンの項目に「データ分析（分析ツール）」がない場合は，まず，以下の操作を行う．
　　1．［ファイル］→［オプション］→［アドイン］→［設定］を選択．
　　2．［有効なアドイン］ダイアログボックスが現れる．
　　3．［分析ツール］をチェックし，ダイアログボックスを閉じる．

第3章　データの分類

データのとらえ方

　前章で述べたように，データとは問題としているものごと（人，物，出来事，…）について，観察や調査，実験を行って得た結果です．1つのものごとをさまざまな観点から捉えることができます．食中毒発生状況のファイルは，都道府県別，施設別，月別，原因食品別，病因物質別，年齢階級別などの観点からまとめられています．つまり，食中毒に罹った1人の患者から複数のデータを得ていることになります．
　データには，質的データと量的データがあります．食中毒発生状況のファイルでは，すべて質的データとしてまとめられています．

質的データとは

　質的データ（qualitative data）の分類に用いるカテゴリ（category）には何らかの名前（例，原因施設のカテゴリ：事業場，家庭，飲食店…）が付けられています．コンピュータで扱うにはそれを数字に置き換える必要があります（統計ソフトでは，自動的に変換される場合もある）．事業場：1，家庭：2，飲食店：3などと変換しますが，数値の大きさや順序に意味はありません．家庭：1，飲食店：2，事業場：3でも構いません．カテゴリを数値で表しても，大きさや順序に意味がない場合は，名義尺度（nominal scale）で表されていると言います．

発生月も，1月，2月，3月…という12個の数値の大きさには意味はありません．睦月，如月，弥生…，あるいは，January, February, March…, というカテゴリ名で表しても同じことです．しかし，月には順序があるので原因施設の場合のように数値の入れ替えはできません．このようなデータは順序尺度 (ordinal scale) で表されていることになります．

量的データとは

患者の年齢は数値データ (numerical data) であり，施設や発生月のように何らかの名前のついたカテゴリに分けることができません．このようなデータは量的データ (qualitative data) と呼ばれます．

長さや重さ，時間，温度など，2つの数値の差に意味があるデータは間隔尺度 (interval scale) で表されています．その中で，絶対的なゼロ点がある場合，2つの数値の比をとることもできるので，比尺度 (ratio scale) で表されていると言えます．摂氏温度のゼロ点は絶対的なゼロ点ではない (40℃は20℃の2倍の熱さではない) ので，温度は長さや重さのような比尺度のデータではありません．

要約すると表3-1のようになります．

度数分布表

質的データをまとめるには，分類に用いたカテゴリが名義尺度，あるいは，順序尺度のいずれで表されていても，データが得られるたびに (食中毒患者が発生するたびに)，どのカテゴリに属しているかを判断し，度数 (frequency)，すなわちデータ数を数えます．前章の，原因施設別 (表2-1) や，月別 (表2-2) に食中毒患者数をまとめた表を度数分布表 (frequency table) と呼びます．

量的データの度数分布表を作成するには，適当に区切りを設けて数個から十数個の階級 (class) に分けます．これを層化 (stratification) と呼びます．1つの階級を，質的データの場合と同様，1つのカテゴリと捉えることができます．

食中毒発生状況のファイルでは，患者の年齢は0歳を単独カテゴリとし，20歳以下は5歳間隔，それ以降は10歳間隔に層化して調査されているので，量的データではなく質的データとして扱われています (表3-2).

表3-1 データの属性と尺度

質的データ（qualitative data）：カテゴリデータ（categorical data）である．
・順序のないカテゴリデータ：疾患名（循環器疾患，呼吸器疾患，消化器疾患）など，名義尺度（nominal scale）のデータ．性別（男，女），生死（生存，死亡）など，2つのカテゴリで表されている場合は2値データ（binary data）と呼ぶ．
・順序カテゴリデータ（ordered categorical data）：健康状態（非常に悪い，悪い，普通，良い，非常に良い），尿糖（＋＋，＋，±，－）など，順序尺度（ordinal scale）のデータ．

量的データ（quantitative data）：数値データ（numerical data）である．
・絶対的なゼロ点があるデータ：重さ，長さ，濃度など，2つの数値の差や比をとることができる間隔尺度（interval scale），かつ，比尺度（ratio scale）のデータ．
・絶対的なゼロ点のないデータ：温度や知能指数など，2つの数値の差をとることができるが，比をとることができない間隔尺度（interval scale）のデータ．

表 3-2　年齢階級別食中毒患者数[*2]

年齢階級	患者数（人）
0 歳	3
1 ～ 4 歳	446
5 ～ 9 歳	592
10 ～ 14 歳	1,190
15 ～ 19 歳	1,768
20 ～ 29 歳	3,643
30 ～ 39 歳	2,913
40 ～ 49 歳	3,165
50 ～ 59 歳	2,569
60 ～ 69 歳	1,952
70 歳以上	2,224
不詳	337
総数	20,802

● まとめ ●

　1つのものごと（人，物，出来事，…）から同時に複数のデータが得られる．データには質的データと量的データがある．データを要約するには，データ数を数え上げて度数分布表（frequency table）を作成する．質的データは，個々のデータが属しているカテゴリごとに，量的データはいくつかの層に分けて階級ごとに数える．

[*2]　「食中毒統計調査」（平成 25 年）第 13 表：食中毒患者・死者数，性・年齢階級・原因食品別 Excel ファイルより抜粋して作成．

第3章 データの分類　27

統計学のための Excel 講座♥

②統計関数

　Excel にはさまざまな統計関数が備わっています．例えば，データの総数を求めるには *SUM（配列）* を用います．Excel で表 3-2 を作成する過程でミスが起きていないかどうか，合計して検算してみましょう（元のファイルには既に総数が示されています）．

　関数のカッコの中の値は「引数」と呼ばれ，合計したいデータのセルの配列（例，B 列の 4 〜 15 行目のセルを指定する場合は B4：B15）を入力します．

　他の関数も同様の操作で使うことができます．

1）ワークシート上で総数を出力するセルを選択する．

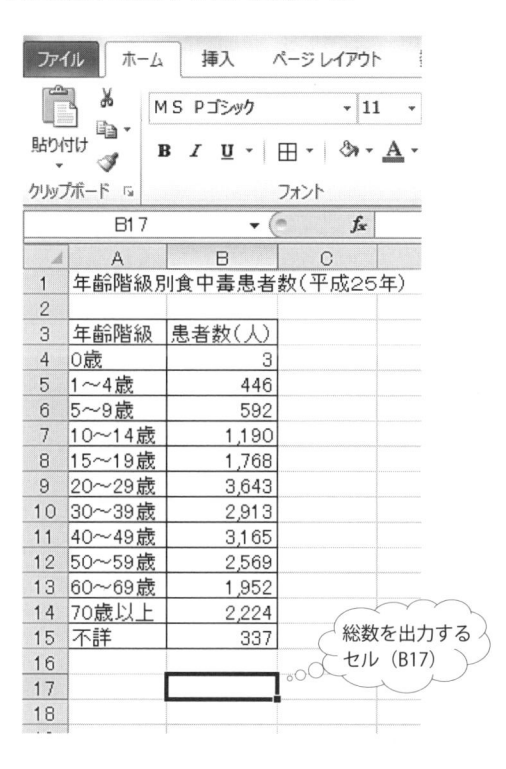

2）［数式］の中から，［オート］をクリックし，［合計］を選択[*]．

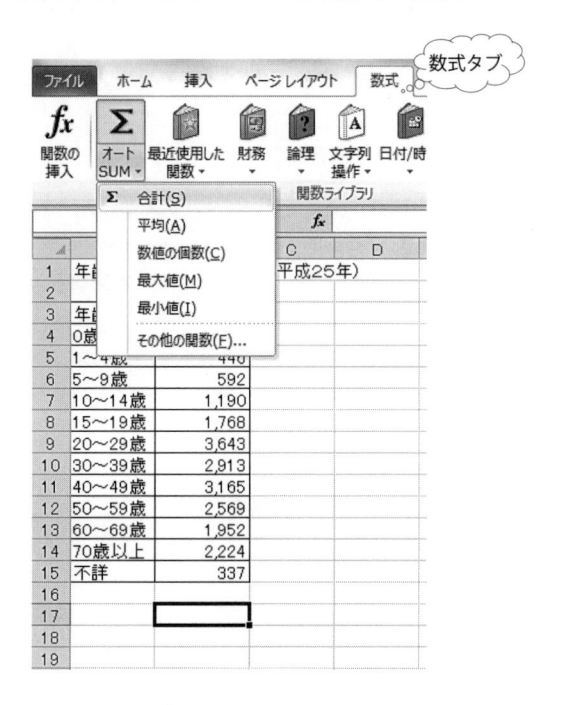

---

[*] すべての関数の中から選ぶ場合は，［数式］ → ［関数の挿入］ → ［合計］．

第3章 データの分類

3) SUM関数の引数として，12個のデータのセル配列をドラッグして入力．

	A	B
1	年齢階級別食中毒患者数(平成25年)	
2		
3	年齢階級	患者数(人)
4	0歳	3
5	1～4歳	446
6	5～9歳	592
7	10～14歳	1,190
8	15～19歳	1,768
9	20～29歳	3,643
10	30～39歳	2,913
11	40～49歳	3,165
12	50～59歳	2,569
13	60～69歳	1,952
14	70歳以上	2,224
15	不詳	337
16		
17	=SUM(B4:B15)	
18	SUM(数値1, [数値2], …)	

数値1に合計を求めたいセル配列（B4：B15）を指定．数値2は不要

4) 患者数の合計が出力される．

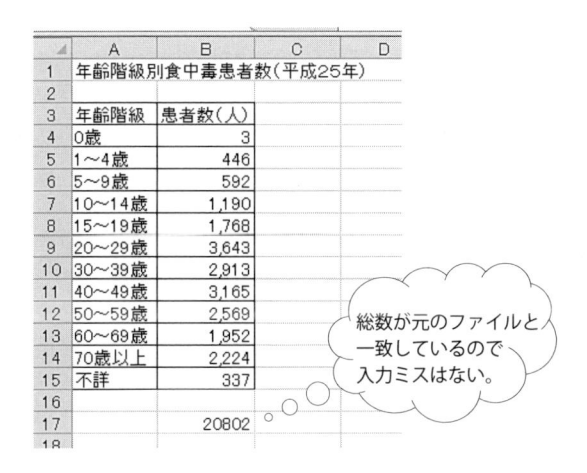

	A	B
1	年齢階級別食中毒患者数(平成25年)	
2		
3	年齢階級	患者数(人)
4	0歳	3
5	1～4歳	446
6	5～9歳	592
7	10～14歳	1,190
8	15～19歳	1,768
9	20～29歳	3,643
10	30～39歳	2,913
11	40～49歳	3,165
12	50～59歳	2,569
13	60～69歳	1,952
14	70歳以上	2,224
15	不詳	337
16		
17		20802

総数が元のファイルと一致しているので入力ミスはない．

第4章 割　合

全体の傾向をつかむ

度数分布表のデータ数が多い場合，各カテゴリに属するデータの，総数に対する割合（proportion）を求めることによって，全体の傾向が分かりやすくなります．度数を割合で表したものを相対度数（relative frequency）ともいいます（**表 4-1**）．

割合とは，特定のカテゴリのデータ数を，総数で割った値です．例えば，

1年間の食中毒患者数中，1月の患者数の割合：

$$\frac{2053}{20802} = 0.099$$

表 4-1　月別食中毒患者の割合[1]

月	1	2	3	4	5	6	7	8	9	10	11	12	総数
患者数(人)	2,053	2,437	2,547	2,667	1,410	1,283	917	808	1,860	1,105	1,058	2,657	20,802
割合	0.10	0.12	0.12	0.13	0.07	0.06	0.04	0.04	0.09	0.05	0.05	0.13	1.00

---

[1]　「食中毒統計調査」（平成 25 年）第 10 表：食中毒事件・患者・死者数，発病月・都道府県－保健所設置市及び特別区別 Excel ファイルより抜粋して作成．小数点以下 3 桁目を四捨五入．

率は割合

　厚生労働統計で用いられる度数に関する指標の多くは，一定人口に対する，単位時間あたりの頻度で表されています．英語では "rate"，日本語では「率」と呼びますが「割合」と同義語です．「率」，あるいは，「割合」の分子は分母の部分集団です．したがって，1より小さな値となります．

　小数点以下の数値は読みにくいので，100を掛けたものが百分率（percentage, %）です．100人中〇人と言い換えることができます（**表 4-2**）．

表 4-2　月別食中毒患者の割合（%）

月	1	2	3	4	5	6	7	8	9	10	11	12	総数
患者数(人)	2,053	2,437	2,547	2,667	1,410	1,283	917	808	1,860	1,105	1,058	2,657	20,802
%	9.9	11.7	12.2	12.8	6.8	6.2	4.4	3.9	8.9	5.3	5.1	12.8	100.0

　発生頻度がもっと低い場合は，1,000人あたりの人数で表現されます．稀な事象の場合は，100,000人あたりの値を用いることもあります．

　例えば，1年間の出生率（birth rate）や死因別死亡率（cause-specific mortality rate）は以下のように計算します[*2]．

$$出生率 = \frac{年間出生数}{10月1日現在の日本人人口} \times 1,000$$

$$死因別死亡率 = \frac{年間の死因別死亡数}{10月1日現在の日本人人口} \times 100,000$$

　人口動態調査[*3]（☞第7章．データの分布型）の中からいくつかの指標を計算してみましょう．平成24年10月1日現在の日本人の人口は125,957,000人と推定されています．平成24年のさまざまな指標の分母にはこの値が用いられています．

[*2]　「厚生労働統計に用いる主な比率及び用語の解説」（厚生労働省）（http://www.mhlw.go.jp/toukei/kaisetu/index-hw.html）

[*3]　「人口動態調査」（厚生労働省）（http://www.mhlw.go.jp/toukei/list/81-1.html）

【数値例 4−1】

平成 24 年の出生率を求める．

平成 24 年の出生数：1,037,231 人

平成 24 年の出生率（人口千対）：

$$\frac{1,037,231}{125,957,000} \times 1,000 = 8.23$$

【数値例 4−2】

平成 24 年の悪性新生物（がん）による死亡率を求める．

平成 24 年の悪性新生物による死亡数：360,963 人

平成 24 年の悪性新生物による死亡率（人口 10 万対）：

$$\frac{360,963}{125,957,000} \times 100,000 = 286.58$$

比とは

「比」（ratio）は「率」（rate）と混同しやすい用語です．「比」の分子は分母の部分集合ではありません．

$$出生性比 = \frac{年間の男子出生数}{年間の女子出生数}$$

【数値例 4−3】

平成 24 年の出生性比を求める．

平成 24 年の男子出生数：531,781 人

平成 24 年の女子出生数：505,450 人

平成 24 年の出生性比：

$$\frac{531{,}781}{505{,}450} = 1.052$$

まとめ

　データ数が多い場合，各カテゴリに属するデータの総数に対する割合（proportion）を求めることによって，全体の傾向が分かりやすくなる．「割合」の分子は分母の部分集団である．割合に 100 を掛けた百分率（100 人あたりの値）や，1,000 人あたり，あるいは，100,000 人あたりの値を用いることもある．

統計学のための Excel 講座♥

③計算式のコピー&ペースト

Excel のワークシートに直接入力した計算式や，Excel 関数を入力したセルをコピー&ペーストすることにより，簡単に同じ計算を繰り返すことができます．

計算式の前には，「=」（イコール）を入力します．数式はすべて半角です．数式のコピー&ペーストをおこなうと，数式内のセル番地が順番に1つずつズレて入力されます（オートフィル機能）．例えば，最初のセル（C2）に「=A2/B2」という数式を入力して〈コピー〉し，これを下のセル（C3）に〈ペースト〉すると，「=A3/B3」が入力されます．

〈コピー〉

C2の計算式

〈ペースト〉

C3の計算式

表 4-1 は以下のように作成します．

1) ワークシート上で割合を出力する最初のセル（B4）を選択する．

2) 計算式（=B3/$N3）[*1] を入力．

---

*1　$ は列や行を固定する場合に用いる記号．合計は他の月も共通なので，N 列を固定するために，N の前に「$」をつけておく．行を固定したい時には，固定する行の数字の前に「$」を付けておく（例．N$3）．

第4章 割合　37

3) 出力したセルを右クリック[*2]により桁を適当に調節してコピー．

	A	B	C	D	E	F	G	H	I	J	K	L	M	N
1	月別食中毒患者													
2	月	1月					7月	8月	9月	10月	11月	12月	総数
3	患者数	2,053				283	917	808	1,860	1,105	1,058	2,657	20,802
4		0.0987											

（小数点以下の桁数ボタン）

4) 他のセルにペースト．

	A	B	C	D	E	F	G	H	I	J	K	L	M	N
1	月別食中毒患者の割合(平成25年)													
2	月	1月	2月	3月	4月	5月	6月	7月	8月	9月	10月	11月	12月	総数
3	患者数	2,053	2,437	2,547	2,667	1,410	1,283	917	808	1,860	1,105	1,058	2,657	20,802
4		0.10	0.12	0.12	0.13	0.07	0.06	0.04	0.04	0.09	0.05	0.05	0.13	1.00

[*2] 右クリックメニューは，通常，画面上で処理対象としたい文字列や画像，アイコンなどを選択した状態で呼び出す．その状態で利用できる機能の一覧がマウスポインタの脇に現れるので，［小数点以下の桁数］のボタンが利用できる．

第5章　グラフ

度数分布表の視覚的な表現

　度数分布表のカテゴリ数が多い場合は，グラフに表すと全体の傾向を視覚的に示すことができます．グラフにはいくつかの種類があり，目的に応じて使い分ける必要があります．

棒グラフ

　度数分布表を，縦軸に度数，横軸に分類カテゴリをとり，棒グラフで表すと棒の高さで度数の比較ができます．食中毒の原因施設のように分類カテゴリが名義尺度の場合（**図 5-1**）[1]，どんな順序で並べるかに関しては特に決まりはありませんが，質問票の順，データ数の多い順（または少ない順），五十音やアルファベット順など，何らかのルールがあった方が分かりやすいでしょう．

　いくつかの階級に区切った量的データ（例，年齢）も質的データと同じように扱うことができますが，棒グラフに表す場合には，区切りの年齢が繋がっているので棒と棒の間隔を空けずに描きます（☞第6章．ヒストグラム）．

---

[1] 「食中毒統計調査」（平成 25 年）第 5 表：食中毒事件・患者・死者数，病因物質・原因施設別 Excel ファイルより抜粋して作成．

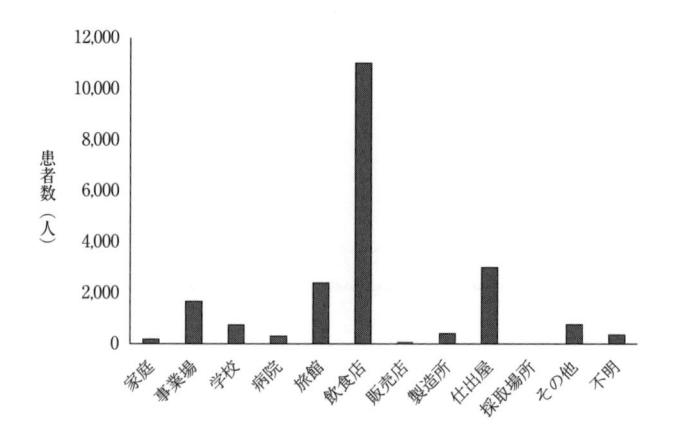

図 5-1　原因施設別食中毒患者数

積み上げ棒グラフ

複数の項目を1つのグラフで表すには，積み上げ棒グラフを用います．月別および病因別の患者数[*2]を描くと，気温の高い季節には細菌性，低い季節にはウイルス性の食中毒患者が多い傾向が見て取れます（**図 5-2**）．

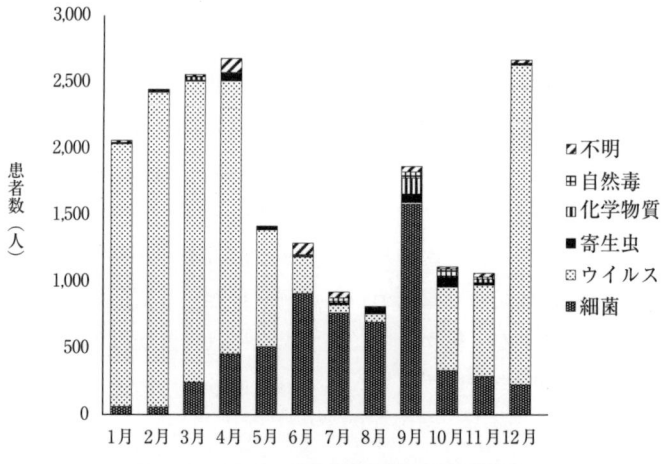

図 5-2　月別・病因物質別食中毒患者数

---

*2　図 5-2～図 5-5 は，「食中毒統計調査」（平成 25 年）第 12 表：食中毒事件・患者・死者数，月・病因物質別 Excel ファイルより抜粋して作成．

折れ線グラフ

折れ線グラフは，横軸に年月など分類カテゴリ（順序カテゴリ）を，縦軸には度数をとり，折れ線で結んだグラフです．変化の傾向を見るのに適しています．特に，時系列で採られたデータによく用いられます（**図 5-3**）.

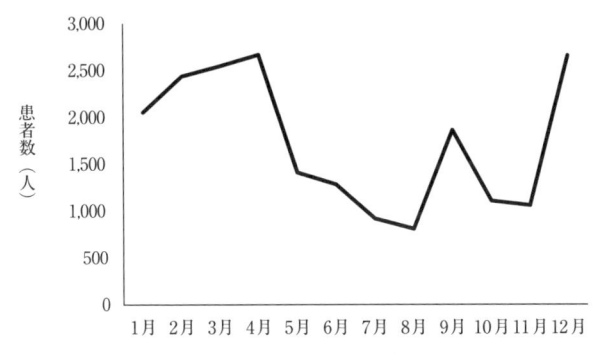

図 5-3　月別食中毒患者数

円グラフ

円グラフは，円全体を 100％として，各カテゴリの割合を扇形で表したグラフです．扇形の面積により構成比を示すのに使われます．冬季（12 月～3 月）の患者数が全体の約半分を占めていることが分かります（**図 5-4**）.

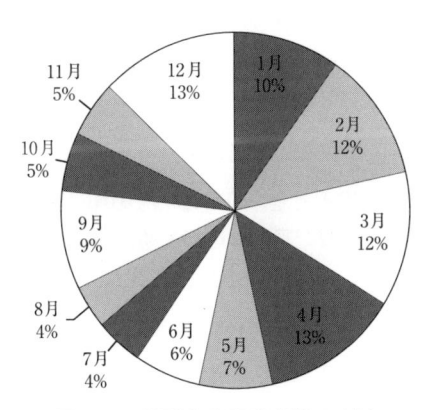

図 5-4　月別食中毒患者数の割合

帯グラフ

帯グラフは，棒グラフの中の構成比の比較をするためのグラフです．各棒グラフの全長を100%とし，棒の長さは全て同じにします（分母は各月の全患者数）．

通常の積み上げ棒グラフ（図5-2）で見られた気温の高い季節には細菌性，低い季節にはウイルス性，という傾向がわかりやすくなると同時に，発生数の少ない他の病因による患者の割合も読み取りやすくなります（図5-5）．

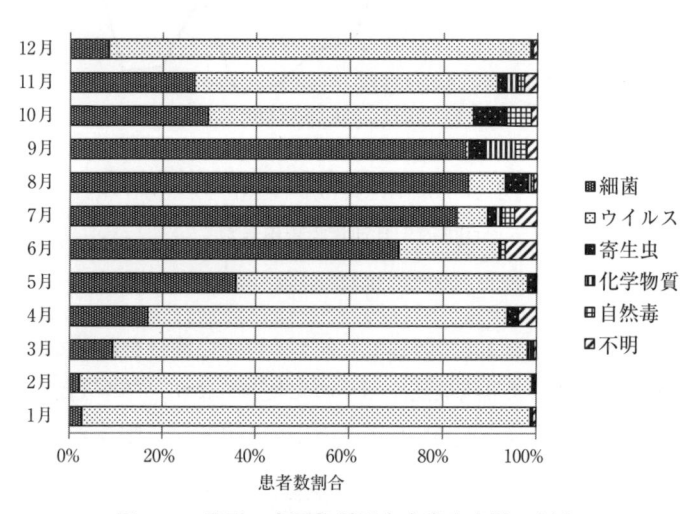

図5-5 月別・病因物質別食中毒患者数の割合

● まとめ ●

度数分布表をグラフに表すと全体の傾向を視覚的に示すことができる．グラフにはいくつかの種類があり，目的に応じて効果的なグラフを選択する．

統計学のための Excel 講座♥

④グラフの描き方

Excel のグラフ機能を使って，原因施設別食中毒患者数（表 2-1）から棒グラフ（図 5-1）を作成するには以下のようにします．

1）ワークシート上でグラフにしたい部分を選択し，「挿入」の中から，「縦棒」→「2-D 縦棒」を選択．

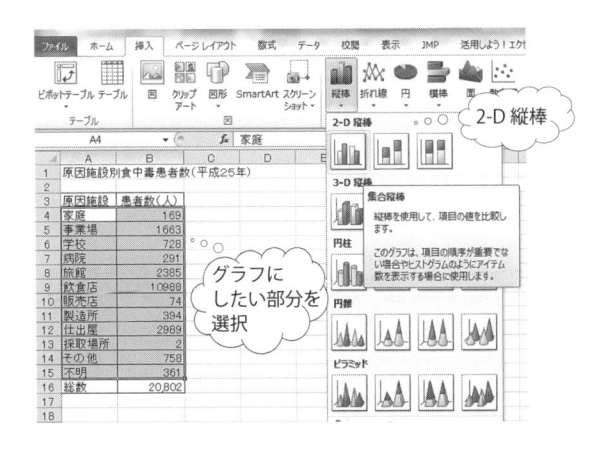

2) ワークシート上にグラフが出力される．必要に応じて，「グラフツール」により「デザイン」，「レイアウト」，「書式」の変更を行う．

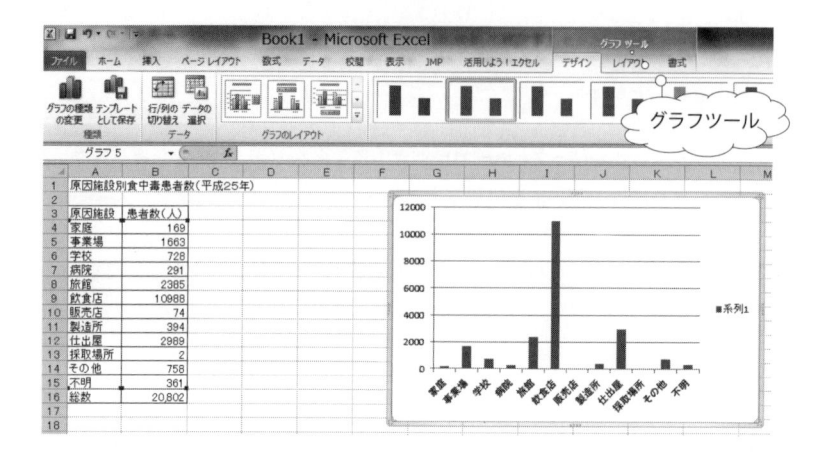

第6章 ヒストグラム

棒グラフからヒストグラムへ

　インターネット上に公開されている量的データのほとんどは，生データではなく，既に度数分布表としてまとめられています（☞第3章　データの分類）．いくつかの階級に区切ってある量的データは，質的データと同じように扱うことができますが，棒グラフに表す場合には，区切りの年齢が繋がっているので，棒と棒の間隔を空けずに描きます．このようなグラフをヒストグラム（histogram）と呼びます．

　データの分布の特徴が見やすくなるように区切ればよいので，区切り方のルールはさまざまですが，食中毒発生状況のファイルでは，0歳を単独カテゴリとし，20歳以下は5歳間隔，それ以降は10歳間隔に区切ってあります（**表6-1**）．

　これを，まず各年齢階級を1つのカテゴリとして棒グラフ（**図6-1**）を描き，棒の間隔を修正すれば[*1]，横軸に各年齢階級を目盛ったヒストグラム（**図6-2**）を描くことができます．

[*1]　棒グラフの間隔の修正法は，統計学のためのExcel講座．⑤分析ツール．手順6)〜8) p.50参照．

表6-1 年齢階級別食中毒患者数（表3-2再掲）

年齢階級	患者数（人）
0歳	3
1～4歳	446
5～9歳	592
10～14歳	1,190
15～19歳	1,768
20～29歳	3,643
30～39歳	2,913
40～49歳	3,165
50～59歳	2,569
60～69歳	1,952
70歳以上	2,224
不詳	337
総数	20,802

図6-1 年齢階級別食中毒患者数の棒グラフ

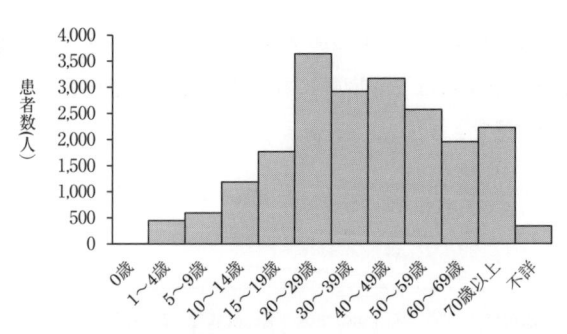

図6-2 年齢階級別食中毒患者数のヒストグラム

階級は等間隔に

図 6-2 のヒストグラムを読むときには注意が必要です．20 歳以上は 10 歳間隔に区切ってありますから，年齢が上がるにつれて，徐々に患者数が減っていく傾向が読み取れますが，20 歳以下の各柱の高さが急に低くなったように見えるのは，年齢の区切りを細かくしたためです．単純に高さを比較すると誤った結論を導いてしまいます．

未成年層を 2 つの階級に合併し，すべて 10 歳間隔とし，不詳を省略した度数分布表（**表 6-2**）を用いれば，柱の高さがその年齢層の患者数（度数）に比例していることになります（**図 6-3**）[*2]．

表 6-2　年齢階級別食中毒患者数（表 6-1 を改変）

年齢階級	患者数（人）
0～9 歳	1,041
10～19 歳	2,958
20～29 歳	3,643
30～39 歳	2,913
40～49 歳	3,165
50～59 歳	2,569
60～69 歳	1,952
70 歳以上	2,224
総数(不詳を除く)	20,465

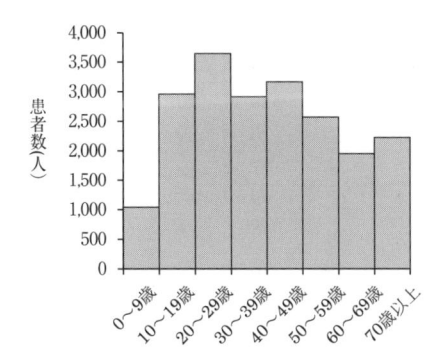

図 6-3　年齢階級別食中毒患者数　年齢を 10 歳間隔にしたヒストグラム

＊2　70 歳以上の階級は開いている（上限がない）ので，正確に比例しているとは言えない．

生データからヒストグラムを描くには

生データとして個々の数値が得られている場合，度数分布表を作成するには，まず，階級の設定からはじめなければなりません．

スタージェス（Sturges）の公式[*3]を参考にすると，データ数と最適な階級数の関係は以下のようになります（**表6-3**）．しかし，常に理論通りになるわけではないので，実際には5，10など割り切りのよい区切り方をして，試行錯誤しながらできるだけ安定した分布型が現れるようにします．

表6-3　データ数と階級数の関係

データ数（n）	25	50	100	200	400	800	1,600
階級数（k）	5.6	6.6	7.6	8.6	9.6	10.6	11.6

ここからは，50人の架空の患者の年齢（**表6-4**）をデータとして使用します．

表6-4　特定の1日に，ある医院を受診した患者（50人）の年齢（架空データ）

No.	年齢（歳）	No.	年齢（歳）	No.	年齢（歳）	No.	年齢（歳）	No.	年齢（歳）
1	22	11	25	21	35	31	25	41	42
2	28	12	19	22	26	32	21	42	28
3	26	13	25	23	33	33	24	43	29
4	35	14	27	24	24	34	37	44	29
5	30	15	31	25	20	35	41	45	37
6	41	16	23	26	29	36	37	46	23
7	35	17	36	27	18	37	30	47	30
8	33	18	21	28	45	38	22	48	24
9	21	19	34	29	19	39	31	49	26
10	32	20	40	30	27	40	39	50	39

[*3] 階級数：k，データ数：nとすると，$k ≒ 1 + \log_2 n$

【数値例 6－1】

ある医院を受診した患者の年齢（表 6-4）の度数分布表とヒストグラムを作成する．

分析ツールの［ヒストグラム］を使うと，度数分布表（**表 6-5**）とヒストグラム（**図 6-4**）を同時に作成することができます（☞統計学のための Excel 講座．⑤分析ツール p.50）．

表 6-5　度数分布表

年齢階級	患者数（人）
11 〜 15 歳	0
16 〜 20 歳	4
21 〜 25 歳	13
26 〜 30 歳	13
31 〜 35 歳	9
36 〜 40 歳	7
41 〜 45 歳	4
46 〜 50 歳	0

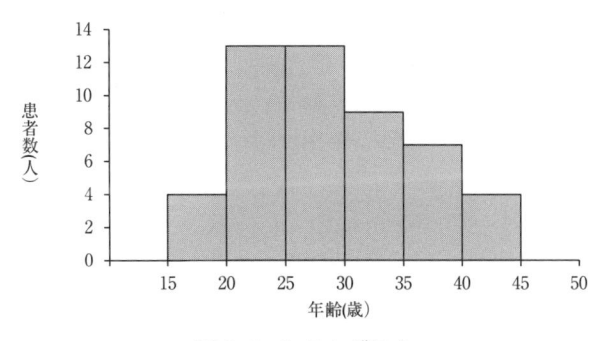

図 6-4　ヒストグラム

まとめ

量的データの度数分布表の棒グラフは，棒と棒の間隔を空けずに描く．そのように描いたグラフをヒストグラム（histogram）と呼ぶ．

統計学のための Excel 講座♥

⑤分析ツール

ある医院を受診した患者の年齢（表 6-4）の度数分布表（表 6-5）とヒストグラム（図 6-4）を作成するには以下のようにします．

1) ワークシートにラベルとして「年齢」，その下に 50 個の数値を 1 列に入力．別の列に，「区間」として各階級の上限値を決めて入力[*]．

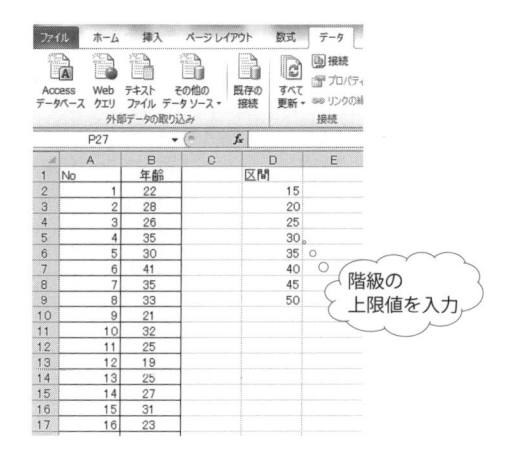

階級の上限値を入力

---

[*] 「分析ツール」では上限値を設定するので，10, 20, 30…と区切った場合，10 は「1〜10 の区間」に含められる．しかし，一般的な統計ソフトでは，下限値を設定するので，10, 20, 30…と区切った場合，10 は「10〜19 の区間」に含められる．

第 6 章　ヒストグラム　51

2) ［データ］ → ［データ分析］を選択.

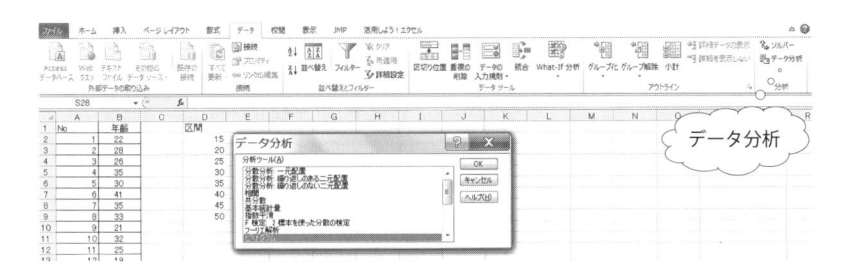

3) ［データ分析］ダイアログボックスで［ヒストグラム］を選択.

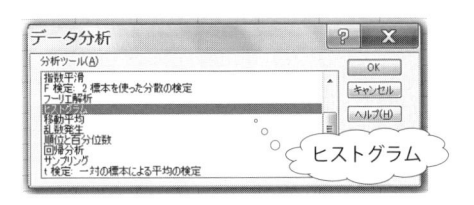

4) ［ヒストグラム］ダイアログボックスで，［入力範囲］に「年齢」の列全体，［データ区間］に区間の列をそれぞれ指定し，［グラフ作成］にチェック．出力先を指定.

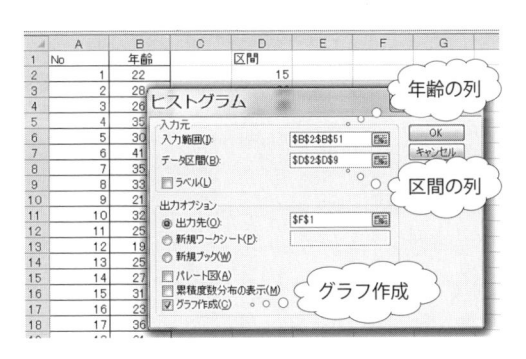

5) 度数分布表と棒の間に隙間のあるグラフが出力される．

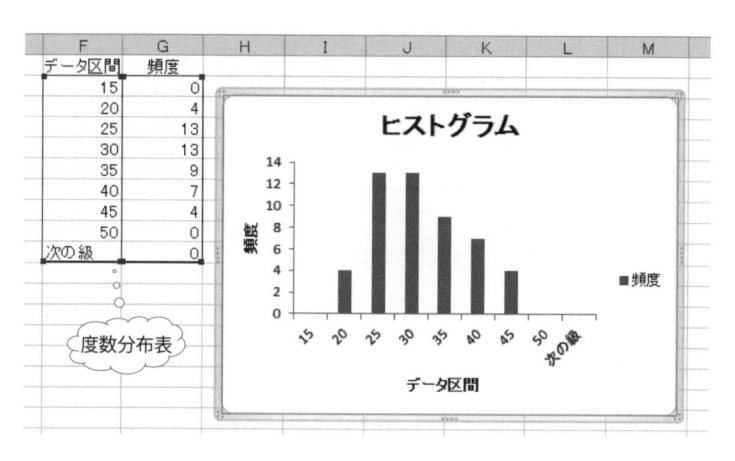

6) いずれかの棒を選択して右クリック．「データ系列の書式設定」を選択．

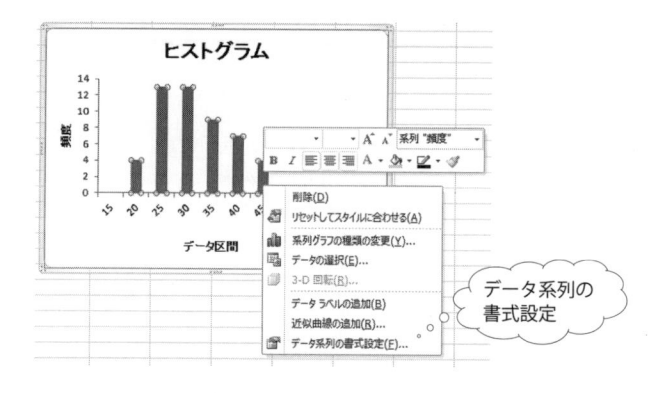

7)「系列のオプション」の「要素の間隔」を0%に変える.

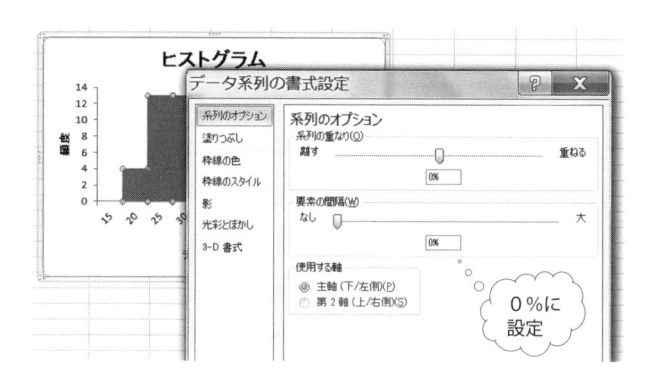

8) 棒の間の隙間のないヒストグラムが描かれる.必要に応じて,「グラフツール」により,「デザイン」,「レイアウト」,「書式」の変更を行う.

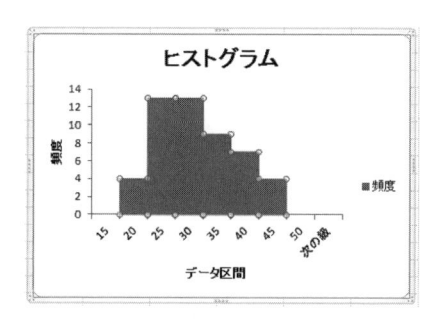

第7章 データの分布型

分布型を読み取る

　量的データを統計学的に扱うには，ヒストグラムの横軸に目盛られた数値が持つ意味を考えながら，データがどのような分布型をしているのかを読み取る必要があります．

　本章からは食中毒統計を離れ，出生，死亡，婚姻，離婚などに関するデータを集めた人口動態統計（平成24年）[*1]を利用します．厚生労働省が所管する基幹調査（公的統計の中核となる調査）の1つで，全数調査が行われ，毎年公表されています．

　このデータの中から，年齢の分布型の例を見てみましょう．

山型の分布

　女性の再生産年齢は，一般には15歳〜49歳とされています．出産時の母の年齢を出生順位別にまとめた度数分布表（**表7-1**）を，第1子，第2子，第3子に分けてヒストグラムを描くと，いずれも中央に1つのピークがある山型の分布ですが，第1子はピークが中央から左側に寄った分布（**図7-1**），第2子はほぼ左右対称の分布（**図7-2**），第3子はピークが右側に寄った分布（図

[*1] 「平成24年（2012）人口動態統計（確定数）の概況」（厚生労働省）
　　（http://www.mhlw.go.jp/toukei/saikin/hw/jinkou/kakutei12/）
　　Excelファイルはe-Statよりダウンロード（☞p.12　脚注）

7-3）となっています．

　当然のことながら，第1子の出産年齢は，それ以降の順位の子の出産年齢より若く，25〜29歳にピークがあります．第2子，第3子では30〜34歳にピークが移動し，第3子ではかなり高い頻度で35〜39歳での出産が見られることがわかります．

表7-1　出生順位別出産時の母の年齢[*2]

母の年齢	第1子	第2子	第3子
〜19	11,417	1,292	58
20〜24	63,625	26,981	4,617
25〜29	163,841	96,211	26,876
30〜34	153,147	149,088	52,996
35〜39	76,849	93,047	42,512
40〜44	15,413	15,568	7,146
45〜	413	274	134
総数	484,705	382,461	134,339

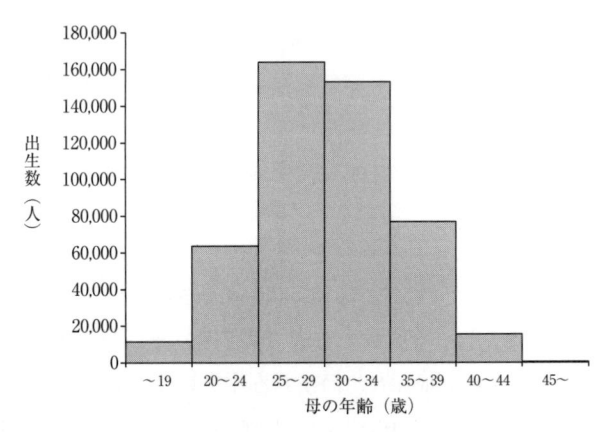

図7-1　母の年齢別にみた出生数（第1子）

[*2]　「人口動態統計」（確定数＞出生＞年次＞2013年）上巻，4-15：出生順位別にみた母の年齢別出生数及び百分率より抜粋して作成．

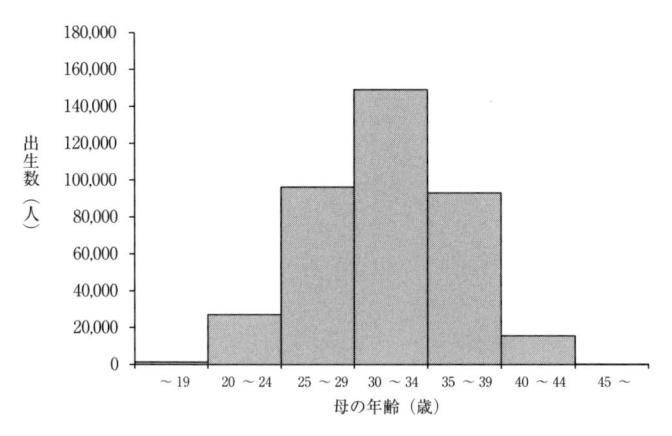

図 7-2　母の年齢別にみた出生数（第 2 子）

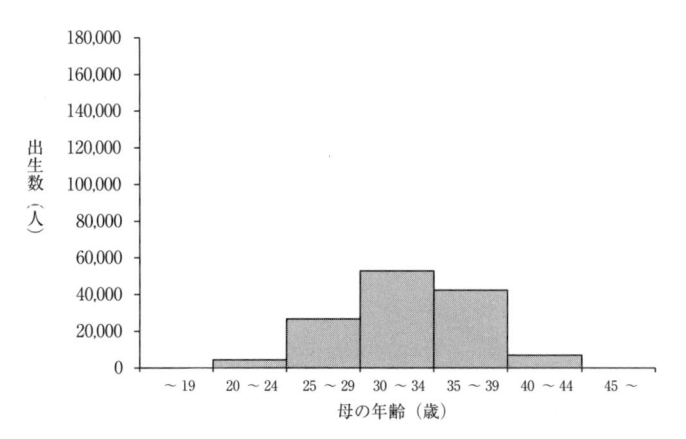

図 7-3　母の年齢別にみた出生数（第 3 子）

2つのピークを持つ分布

年齢（5歳階級）別死亡数の分布は，ピークが大きく右側に寄って左に長く裾を引いています．加齢に伴う大きなピークとは別に，0〜4歳の階級に小さいピークがあります．このような双峰型分布（bimodal distribution）は，一方のピークとは別の原因で他方のピークが生じているので，適当にグループ分けする必要があります（図7-4）[*3]．

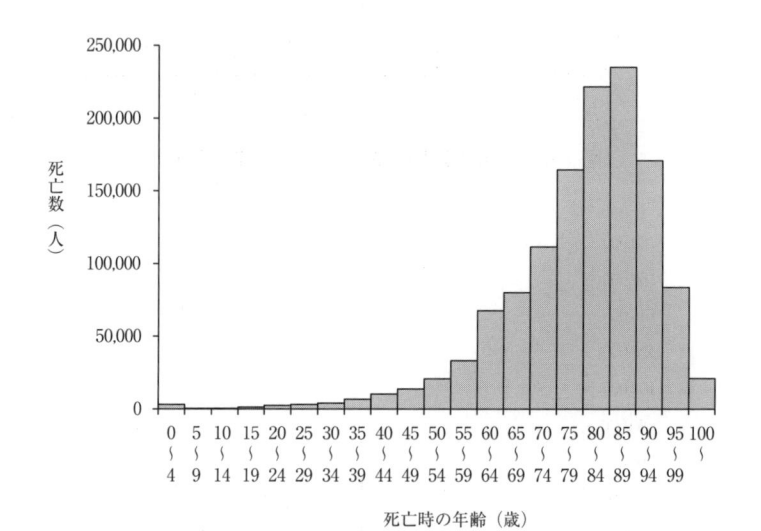

図 7-4　年齢（5 歳階級）別死亡数

L 字型の分布

4歳以下の乳幼児の死亡数の分布は，生存期間をどの単位で区切っても，左に高い柱があるL字型分布となります（図7-5, 図7-6, 図7-7および図7-8）[*4]．

[*3]　「人口動態統計」（確定数＞死亡＞年次＞ 2013 年）中巻, 8：死亡数, 性・死亡の場所・年齢（5 歳階級）別より抜粋して作成.

[*4]　図 7-5 は「人口動態統計」（確定数＞死亡＞年次＞ 2013 年）中巻, 8：死亡数, 性・死亡の場所・年齢（5 歳階級）別より，図 7-6 〜図 7-8 は，「人口動態統計」（確定数＞乳児死亡＞年次＞ 2013 年）下巻, 1：乳児（1 歳未満）死亡数, 性・生存期間・死因（乳児死因簡単分類）別より抜粋して作図.

第7章 データの分布型　59

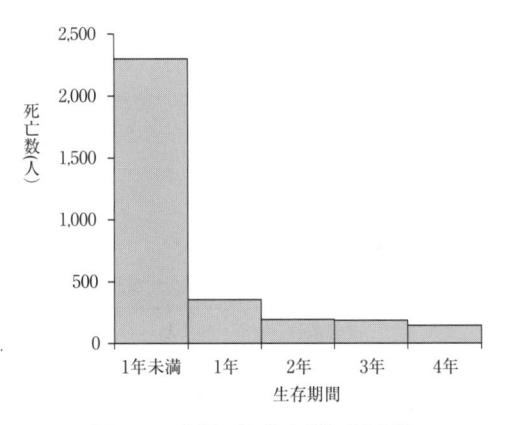

図 7-5　小児（5歳未満）死亡数

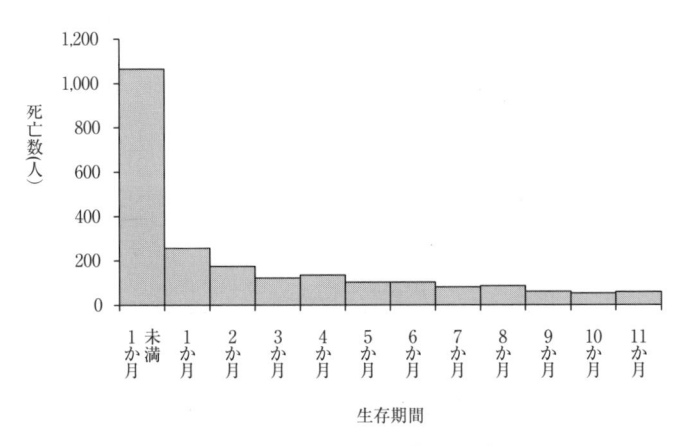

図 7-6　乳児（1歳未満）死亡数

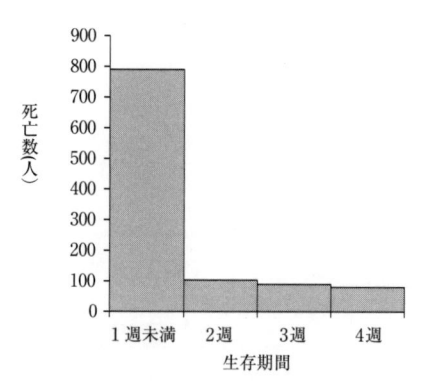

図7-7 乳児（1か月未満）死亡数

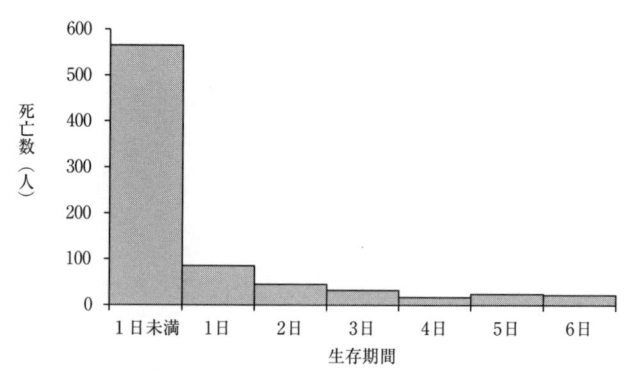

図7-8 乳児（1週間未満）死亡数

J字型の分布

年齢別の死亡数の分布は，小児を除くと85～89歳をピークとする山型になっていますが（図7-4），高齢者は絶対数が少ないので，割合（各年齢層の人口10万に対する人数）で表した方が実態と合っています（図7-9）[*5]．

---

*5 「人口動態統計」（確定数＞死亡＞年次＞2013年）上巻，5-16：性・年齢別にみた死因簡単分類別死亡率（人口10万対）抜粋して作図．

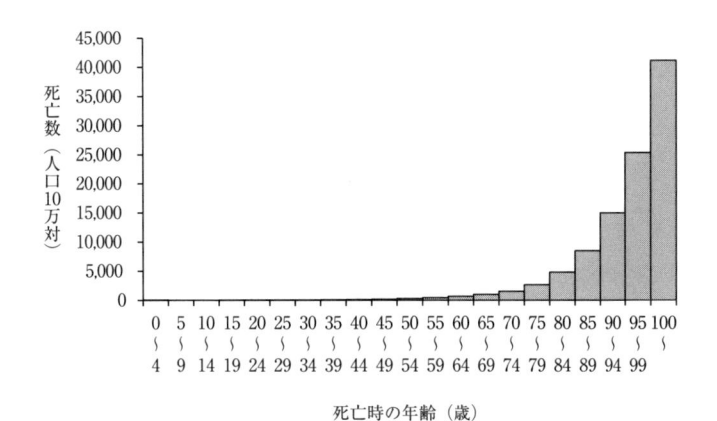

図7-9　年齢（5歳階級）別死亡率（人口10万対）

正規分布は遍在する？

　自然界や人間社会のさまざまな現象は，左右対称の山型か，どちらかに少し歪んで裾を引くという分布型に当てはまることが多いと言われています．

　そのことに最初に気がついたのは，ベルギーの王立天文台長であったケトレー（A. Quetelet 1796-1874）でした．当時の医学雑誌に公表されていた5,738人のスコットランド兵士の胸囲のデータが左右対称の山型を示していることを発見したのです．その後，次々にデータ集めを行い，正規分布（☞第17章．正規分布）にあてはまることを示しました．そして終には，自然界の現象のみならず，教養の程度や，精神的，道徳的性質の発現頻度にまで，真ん中が高くて左右に裾を引いてさえいれば正規分布をあてはめるという強引なやり方で，正規分布の遍在を主張したのです．

　現在では，厳密に正規分布に当てはまる現象はそれほど多くないことが分かってきましたが，他の分布型に比べれば頻繁に見られる分布型なので，「ごくありふれた」という意味で正規分布（normal distribution）と名付けられています．　　　　　　　　　　　　　　　　　　　　　　　〈参考文献2〉

一歩進んだ統計学　　　　(￣￣;) → ＼(o￣▽￣o)／

1 理論的な分布型

　自然界や人間社会の現象において，多数の連続量（continuous data）[*6]を集めて階級幅を細かくしていくと，ヒストグラムは滑らかな山型の曲線を描くように見えてきます．正規分布を表す理論的な関数（☞第17章．正規分布）にピタリと当てはまる現象など現実の世界には存在しませんが，正規分布は統計学の理論上，非常に扱いやすいので，山型の曲線を何とか工夫して正規分布に近似させるということがよく行われます．

　血液中の物質濃度の場合は，高値側に長く裾を引いた分布をしているものが多いのですが，対数変換すると正規分布に近似できる例が多いことが経験的に知られています．元のデータは対数正規分布（log-normal distribution）に従っていることになります．離散量（discrete data）[*7]の代表的な分布型である2項分布（binomial distribution）は，データ数が多ければ連続量の分布型である正規分布に近似させることができます（☞第16章．確率）．

　さまざまな現象を統計学的に扱う場合に近似される理論的な分布型は，正規分布以外に，連続量データに対しては，指数分布（exponential distribution）やガンマ分布（Gamma distribution），ベータ分布（Beta distribution），ワイブル分布（Weibul distribution）などがあります．また，離散量データに対してはポアソン分布（Poisson distribution），幾何分布（geometric distribution），負の2項分布（negative binomial distribution）などが知られています．

　正規分布以外の分布型を扱える統計ソフトはまだ少ないので，通常は，分布型を仮定しないノンパラメトリック法（non-parametric test）を用いて解析しています．

〈参考文献1〉

[*6] 数値データの中で，長さや重さ，時間，温度などは，連続した値なので連続量と呼ぶ．
[*7] 人数や個数は整数で数えるので離散量と呼ぶ．

第7章 データの分布型

• まとめ •

　量的データを統計的に扱うには，ヒストグラムの横軸に目盛られた数値が持つ意味を考えながら，データがどのような分布型をしているのかを読み取る必要がある．自然界や人間社会のさまざまな現象は，左右対称の山型か，どちらかに少し歪んで裾を引くという分布型に当てはまることが多い．

第8章　データの中心を表す指標

さまざまな中心の指標

　数値データをヒストグラムに表すと，多くの場合，多少の歪みがあっても山型をしていることが多いので，分布の中心がどの辺にあるか視覚的にとらえることができます．データ全体を代表する中心的な値を示すことで，より客観的な情報を提供することができます．中心を表す指標，あるいは，代表値としてさまざまな値が用いられており，データの分布型によって使い分けが必要で

表8-1　特定の1日に，ある医院を受診した患者（50人）の年齢
（架空データ，表6-4再掲）

No.	年齢（歳）	No.	年齢（歳）	No.	年齢（歳）	No.	年齢（歳）	No.	年齢（歳）
1	22	11	25	21	35	31	25	41	42
2	28	12	19	22	26	32	21	42	28
3	26	13	25	23	33	33	24	43	29
4	35	14	27	24	24	34	37	44	29
5	30	15	31	25	20	35	41	45	37
6	41	16	23	26	29	36	37	46	23
7	35	17	36	27	18	37	30	47	30
8	33	18	21	28	45	38	22	48	24
9	21	19	34	29	19	39	31	49	26
10	32	20	40	30	27	40	39	50	39

す．

第6章で用いた，架空の患者，50人の年齢の中心を表す指標を求めてみましょう．

平均値

> **基本的な統計用語**
> **平均値（mean）**：数値データの総和をデータ数で割った値．

単に平均値という場合は，通常，算術平均値（arithmetic mean）を指します[*1]．相加平均値ともいいます．英語では"average"と呼ばれることもあります．

n個の数値データ，x_1，x_2，…x_nの算術平均値，$\overline{X}$を求めるには，

$$\overline{X} = \frac{x_1 + x_2 + \cdots + x_n}{n}$$

【数値例8-1】

ある医院を受診した患者の年齢（表8-1）の平均値を求める．

$$\overline{X} = \frac{x_1 + x_2 + \cdots + x_n}{n}$$

$$= \frac{22 + 28 + \cdots + 39}{50} = 29.48 \text{（歳）}$$

Excel関数：*AVERAGE（配列）* [*2]

[*1] 他に，幾何平均値（geometric mean）や調和平均値（harmonic mean）などいろいろな平均値がある．n個の数値データ，x_1，x_2，…x_nの幾何平均値，X_G，および，調和平均値，X_Hを求めるには，

$$X_G = \sqrt[n]{x_1 \times x_2 \times \cdots \times x_n} \qquad \frac{1}{x_H} = \frac{1}{n}\left(\frac{1}{x_1} + \frac{1}{x_2} + \cdots + \frac{1}{x_n}\right)$$

[*2] 使い方は，統計学のためのExcel講座．②統計関数 p.27参照．他の関数も同様．

〈既存の度数分布表から平均値を求めるには〉

既に度数分布表にまとめられており，生のデータが手に入らない場合にも，代表値の近似値を求めることができます．前章の，出生順位別出産時の母の年齢の度数分布表（**表7-1**）から第1子出産時の母の年齢の平均値を求めてみましょう．

まず，年齢の階級の中央の値を表す，階級値（v_k）を求めます．19歳以下および45歳以上の階級は開いているので階級値が決められませんが，便宜的に，他の階級と同じ扱いをします．次に，各階級の度数（f_k）を割合で表した相対度数（relative frequency）（☞第4章．割合），および，相対度数を順に足し合わせた累積度数（cumulative frequency）を求めておきます（**表8-2**）．

〈参考文献1〉

表8-2 第1子出産時の母の年齢

母の年齢	階級値（v_k）	度数（f_k）	相対度数	累積度数
〜19	17.5	11,417	0.024	0.024
20〜24	22.5	63,625	0.131	0.155
25〜29	27.5	163,841	0.338	0.493
30〜34	32.5	153,147	0.316	0.809
35〜39	37.5	76,849	0.159	0.967
40〜44	42.5	15,413	0.032	0.999
45〜	47.5	413	0.001	1.000
総数		484,705	1.000	

【数値例8-2】

第1子出産時の母の年齢（表8-2）の平均値を求める．

$$\overline{X} = \frac{f_1 v_1 + f_2 v_2 + \cdots + f_n v_n}{f_1 + f_2 + \cdots + f_n}$$

$$= \frac{11{,}417 \times 17.5 + 63{,}625 \times 22.5 + \cdots + 413 \times 47.5}{484{,}705} = 30.27 \text{（歳）}$$

中央値

> **基本的な統計用語**
> **中央値（median）**：データを大きさの順に並べた時，ちょうど中央にある値．

n個の数値データ，x_1, x_2, …x_n の中央値を求めるには，データ数が奇数の場合はデータを大きさの順に並べてちょうど真ん中の値をとります．偶数の場合は，$\frac{n}{2}$番目と，$\frac{n}{2}+1$番目のデータの平均値をとります．

【数値例8−3】
ある医院を受診した患者の年齢（表8-1）の中央値を求める．

データ数が偶数なので，25番目と26番目のデータの平均値を求める．データを昇順で並べ替える（☞統計学のためのExcel講座．⑥並べ替え p.71）．
25番目：29，26番目：29．

$$\frac{29+29}{2}=29.0（歳）$$

Excel関数：*MEDIAN（配列）* [3]

〈既存の度数分布表から中央値を求めるには〉

累積相対度数が0.5となる年齢階級において，データが一様に分布していると仮定して，比例配分して求めます． 〈参考文献1〉

【数値例8−4】
第1子出産時の母の年齢（表8-2）の中央値を求める．

30〜34歳の階級で累積相対度数が0.5を超えているので，中央値はこの階

---

[3] *MEDIAN（配列）* を用いる場合は並べ替えは不要．

級に含まれる．階級内でデータが一様に分布していると仮定して，階級の幅，5歳を比例配分する．

$$30 + \frac{5 \times (0.5 - 0.493)}{0.809 - 0.493} = 30.11 \text{（歳）}$$

最頻値

> 基本的な統計用語
>
> **最頻値（mode）**：もっとも頻繁に出現する値．

並べ替えをしたデータから読み取ります．

【数値例8−5】
ある医院を受診した患者の年齢（表8-1）の最頻値を求める．

21，24，25，26，29，30，35，および，37（歳）が3回出現しているので最頻値となる．

Excel関数：*MODE（配列）* [4]

〈既存の度数分布表から最頻値を求めるには〉
その度数が最大である階級の階級値を最頻値とします[5]．

【数値例8−6】
第1子出産時の母の年齢（表8-2）の最頻値を求める．

25〜29の階級の度数が最大なので，階級数，27.5（歳）が最頻値となる．

---

[4] 複数の最頻値が存在する場合に *MODE（配列）* を用いると，最初に出てくるデータのみ返すので注意が必要である．【数値例8-5】の場合，表8-1，No.3の26のみが最頻値として選ばれる．

[5] 階級のとり方によって異なる値となる．

> **まとめ**
>
> データ全体を代表する中心的な値を数値としてとらえることで，より客観的な情報を提供することができる．中心を表す指標として，平均値（mean），中央値（median），および，最頻値（mode）が用いられている．

統計学のための Excel 講座♥

⑥並べ替え

表 8-1 のデータを，小さい値から順に並べ替えてみましょう．

1) ワークシートにラベルとして「年齢」，その下に 50 個の数値を 1 列に入力する．
   列全体を選択して，［データ］→［並べ替え］．「先頭行をデータの見出しとして使用する」にチェックし，「順序」を昇順（小さい値から）とする．

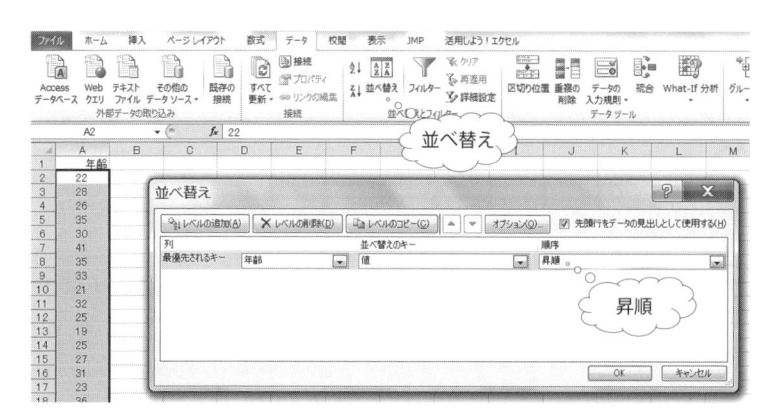

2) 小さい値から順に並べ替えられる．

第9章　データの散らばりの指標

さまざまな散らばりの指標

　データ全体を代表する中心的な値が決まったら，次に，個々のデータが代表値の回りにどのように散らばっているかを示す数値を求めます．データの分布型に合わせて代表値を使い分けるので，散らばりに関してもさまざまな指標があり，使い分けが必要です．中心と散らばりの指標という2つの数値によって，データ分布のおおよその形状を記述することができます．

　前章と同じ生データ（**表8-1**），および，既存の度数分布表（**表8-2**）から，それぞれのデータの散らばりの指標を求めてみましょう．

範　囲

> 基本的な統計用語
>
> **範囲（range）**：データの最小値（minimum）と最大値（maximum）の差．

並べ替えをしたデータから読み取ります．

【数値例9-1】
　ある医院を受診した患者の年齢（**表8-1**）の範囲を求める．

最小値：18（歳），最大値：45（歳）

Excel 関数：*MIN（配列），MAX（配列）* [*1]

範囲：45 − 18 = 27（歳）

〈既存の度数分布表から範囲を求めるには〉

　もし，データの最小値と最大値を用いて度数分布表の階級を決めてあれば，最低階級の下限値が最小値，最大階級の上限値が最大値となります．通常，区切りの値は，5，10 など，割り切りのよい値とすることが多いので，**表 8-2** のように，最小階級や最大階級は開いていることが多く（以下，以上などと表現される），一般的には，度数分布表から最小値と最大値を求めることはできません．

四分位範囲

> 基本的な統計用語
>
> **四分位範囲**（interquartile range）：第 3 四分位点（3rd quartile）から第 1 四分位点（1st quartile）を引いた値．

　データを大きさの順に並べた時，小さい方から $\frac{1}{4}$ の点（その値より小さいデータが全体の $\frac{1}{4}$ 存在する点）にある値を第 1 四分位点，$\frac{1}{2}$ にある値を第 2 四分位点（あるいは，中央値），$\frac{3}{4}$ の点にある値を第 3 四分位点といいます．

　分位点をパーセンタイル（percentile）と呼ぶこともあります．第 1，第 2，第 3 四分位点は，それぞれ，25 パーセンタイル，50 パーセンタイル，75 パーセンタイルに当たります．

　最小値や最大値は極端な値，外れ値（outlier）をとることがあり，範囲に大きな影響を及ぼします．外れ値を除いて，中心に近い部分の散らばりの程度を

[*1] *MIN（配列），MAX（配列）* を用いる場合は，並べ替えは不要．

表す指標が四分位範囲です．並べ替えをしたデータから読み取ります．複数の計算式があり，データ数が少ない場合は値が一致しないことがあります．

【数値例9-2】
ある医院を受診した患者の年齢（表8-1）の四分位範囲を求める．

第1四分位点（25パーセンタイル）：24
Excel関数：*PERCENTILE（配列，0.25）* [*2]

第3四分位点（75パーセンタイル）：35
Excel関数：*PERCENTILE（配列，0.75）*

四分位範囲：35 − 24 = 11（歳）[*3]

〈既存の度数分布表から四分位範囲を求めるには〉

中央値と同じ方法で，第1四分位点と第3四分位点を求めます．累積相対度数がそれぞれ0.25および0.75となる年齢階級において，データが一様に分布していると仮定して比例配分します． 〈参考文献1〉

【数値例9-3】
第1子出産時の母の年齢（表8-2）の四分位範囲を求める．

25〜29歳の階級で0.25を超えているので，第1四分位点はこの階級に含まれ，30〜35歳の階級で0.75を超えているので，第3四分位点はこの階級に含

[*2] PERCENTILE関数を用いる場合は，並べ替えは不要．ExcelのPERCENTILE関数による値は，一般的な統計ソフトによる値と少し異なる（異なったアルゴリズムが用いられている）．

[*3] 四分位範囲は「差」を求めず，第1四分位点と第3四分位点をそのまま示すことが多い（例．24〜35歳）．

まれます．階級内でデータが一様に分布していると仮定して，階級の幅，5歳を比例配分します．

$$第1四分位点：25 + \frac{5 \times (0.25 - 0.155)}{0.493 - 0.155} = 26.41 （歳）$$

$$第3四分位点：30 + \frac{5 \times (0.75 - 0.493)}{0.809 - 0.493} = 34.07 （歳）$$

$$四分位範囲：34.07 - 26.41 = 7.66 （歳）$$

分散および標準偏差

> 基本的な統計用語
>
> **分散**（variance, V）：偏差平方和をデータ数で割った値（☞一歩進んだ統計学．[2] さまざまな散らばりの指標 p.80）．
> **標準偏差**（standard deviation, SD）：分散の平方根．

分布型が正規分布に近似できる場合は，n 個のデータ（$x_1, x_2, \cdots x_n$）の平均値，$\overline{X}$ を中心性の指標として，その周りの散らばりの程度を表す指標を用います．

【数値例 9-4】

ある医院を受診した患者の年齢（表 8-1）の分散および標準偏差を求める．

$$V = \frac{(x_1 - \overline{X})^2 + (x_2 - \overline{X})^2 + \cdots + (x_n - \overline{X})^2}{n}$$

$$= \frac{\{(22 - 29.48)^2 + (28 - 29.48)^2 + \cdots + (39 - 29.48)^2\}}{50} = 47.45$$

Excel 関数：*VARP（配列）*

$$SD = \sqrt{V}$$
$$= \sqrt{47.45} = 6.89$$

Excel 関数：*STDEVP（配列）*

〈既存の度数分布表から分散および標準偏差を求めるには〉

【数値例8-2】で求めた平均値（30.27）を用いて，以下の式により求めます．

〈参考文献1〉

【数値例9-5】
> 第1子出産時の母の年齢（表8-2）の分散および標準偏差を求める．

$$V = \frac{f_1(v_1 - \overline{X})^2 + f_2(v_2 - \overline{X})^2 + \cdots + f_n(v_n - \overline{X})^2}{f_1 + f_2 + \cdots + f_n}$$

$$= \frac{11,417 \times (17.5 - 30.27)^2 + 63,625 \times (22.5 - 30.27)^2 \cdots 24 \times (52.5 - 30.27)^2}{484,705}$$

$$= 29.23$$

$$SD = \sqrt{V}$$
$$= \sqrt{29.26} = 5.41$$

データの分布型による指標の使い分け

　分布型が正規分布に近似できる場合は，平均値，中央値，および，最頻値はほぼ一致するので，いずれの値を代表値にしても構いませんが，分布型が歪んでいる場合はこれらの値が一致しません．データの代表値としては，平均値よりは中央値の方が適切です．データ数が少ない場合は，最頻値は安定しないので代表値として用いません．

　標準偏差（SD）の計算には平均値が用いられていますから，分布型が正規分布に近似できる場合のみ，必ず，平均値とセットで用いなければなりません．分布型が歪んでいる場合は，中央値を代表値とし，範囲や四分位範囲を散

らばりの指標として用います．

表 8-1 および**表 8-2** のヒストグラムと，それぞれのデータの中心性の指標および散らばりの指標をまとめると，以下のようになります．

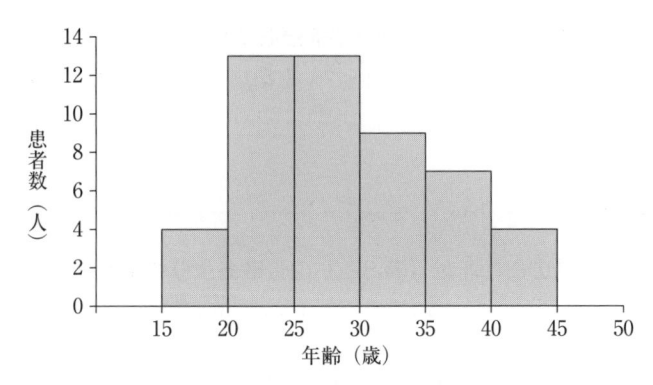

図 9-1　ある医院を受診した患者の年齢分布（図 6-4　再掲）

中心性の指標
　平均値：29.5 歳
　中央値：29 歳
　最頻値：21，24，25，26，29，30，35 歳
散らばりの指標
　範囲：27 歳（18 〜 45 歳）
　四分位範囲：11 歳（24 〜 35 歳）
　分散：47.5
　標準偏差：6.9 歳

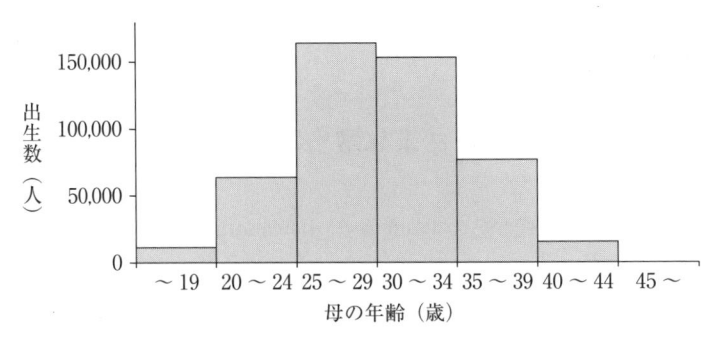

図 9-2　第 1 子出産時の母の年齢分布（図 7-1 再掲）

中心性の指標
　平均値：30.3 歳
　中央値：30.1 歳
　最頻値：27.5 歳
散らばりの指標
　範囲：求められない
　四分位範囲：7.7 歳（26.4 〜 34.1 歳）
　分散：29.2
　標準偏差：5.4 歳

まとめ

　個々のデータが中心を表す指標の回りにどのように散らばっているかを示すには，範囲（range）や四分位範囲（interquartile range），分散（variance, V），標準偏差（standard deviation, SD）などの散らばりの指標が用いられる．中心と散らばりの指標という 2 つの数値によって，データ分布のおおよその形状を記述することができる．データの分布型によって指標の使い分けが必要である．

一歩進んだ統計学　　　　　　　　(￣￣;) → ＼(o￣▽￣o)／

2 さまざまな散らばりの指標

個々のデータの平均値からのずれを偏差（deviation, d）と表現します。

$$d_i = x_i - \overline{X}$$

偏差は，単純に足し合わせると必ずゼロになってしまうので散らばりの指標として使えません。

$$d_1 + d_2 + \cdots + d_n = 0$$

そこで，偏差を2乗して合計した値，偏差平方和（sum of square, SS）を求めます。

$$SS = (x_1 - \overline{X})^2 + (x_2 - \overline{X})^2 + \cdots + (x_n - \overline{X})^2$$

データ数が多くなるほど大きな値になりますから，偏差平方和をデータ数で割り算した分散（variance, V）の方が，他の調査や実験から得た結果と比較しやすくなります。

$$V = \frac{SS}{n}$$

さらに，分散の平方根をとった標準偏差（standard deviation, SD）は，データの測定単位と同じになるので，散らばりの指標としてもっともよく用いられます。

$$SD = \sqrt{V}$$

標準偏差はデータの絶対値が大きい程大きくなります。平均値が大きく異なるデータの散らばりの程度を比較したい時には，標準偏差を平均値で割った変動係数（coefficient of variance, C. V.）を用います。単位のない無名数です。例えば，検査機関において検査方法が変更された時，変更前後で検査値の散らばり具合に変化があったかどうか知りたい場合などに用いられます。

$$C.V. = \frac{SD}{\overline{X}}$$

第10章　中心と散らばりのグラフ表現

平均値のグラフ

第5章および第6章で示したような度数分布表の視覚的な表現以外に，縦軸に平均値や中央値などを目盛って，棒グラフや折れ線グラフを描くこともできます．

例えば，第1子，第2子，および，第3子出産時の母の年齢（表7-1）の平均値を縦軸にとると，徐々に平均年齢が上がっていく様子が読み取りやすくなります（**図10-1**）．出生順位のような順序カテゴリの場合は折れ線グラフもよく用いられます（**図10-2**）．

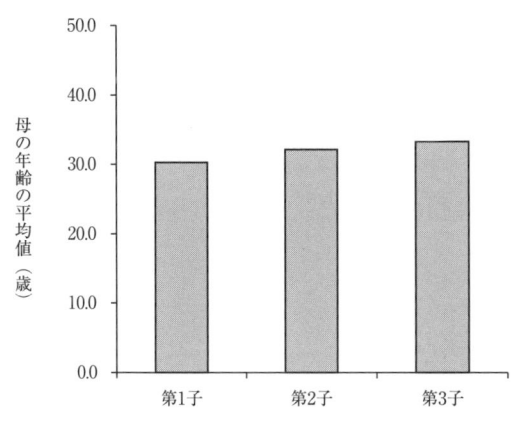

図10-1　平均値の棒グラフの例

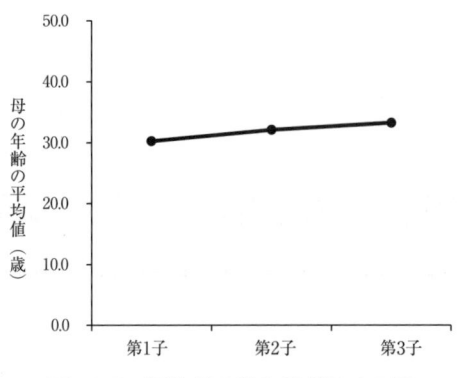

図 10-2　平均値の折れ線グラフの例

生データの散らばりのグラフ

　生データがある場合には，個々のデータを1点として描けば散らばりの程度を表現できます．品質管理の分野では「管理図」と呼ばれ，異常値の検出に用いられています．

　図 10-3 は，ある医院を受診した患者の年齢（表 6-4）を，縦軸に年齢をとり，横軸に沿ってデータ No. の順に並べたものです．点線は平均値（29.5歳）です．

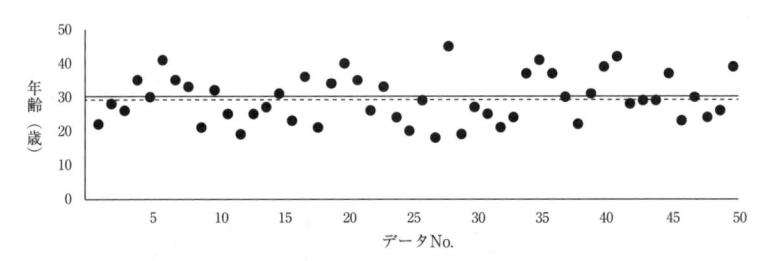

図 10-3　生データの散らばりの表現の例

エラーバー

　データ数が多くなると個々のデータをグラフに表すのが困難になります．そこで，データの分布が正規分布に近似できる場合は，平均値を表す棒グラフ（または折れ線グラフ）の上に，散らばりの程度を重ねて表現します．

標準偏差（SD）をエラーバー（error bar）として描くのが一般的です．エラーバーは棒グラフの上端（平均値）の上下に等しい長さで描きます．

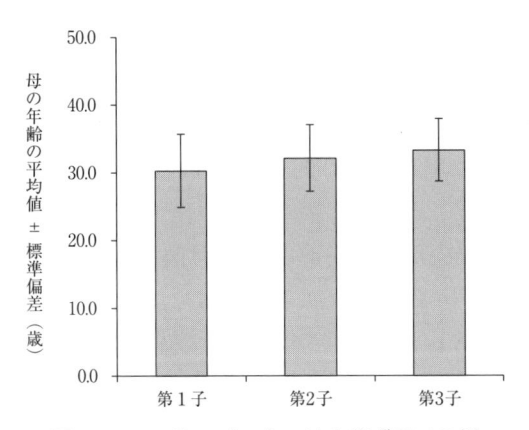

図 10-4　エラーバーをつけた棒グラフの例

エラーバーとヒストグラムの関係

ある医院を受診した患者の年齢（**表 6-4**）の平均値と標準偏差を，エラーバーを付けた棒グラフで表した場合，年齢分布のヒストグラム（**図 6-4**）との関係は以下のようになります（**図 10-5**）．

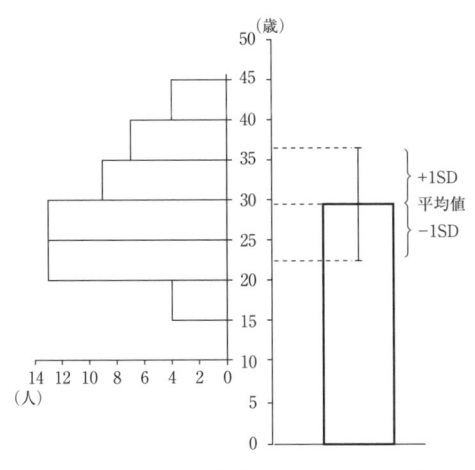

図 10-5　エラーバーをつけた棒グラフとヒストグラムの関係

年齢分布が正規分布に従っていると仮定すれば，平均値−標準偏差（29.5 − 6.9 = 22.6 歳）から，平均値＋標準偏差（29.5 + 6.9 = 36.4 歳）の間に全データ数の約 7 割弱が含まれることになります（☞第 17 章，正規分布図 17-2，p.142）。

箱ひげ図

分布型が歪んでいる時には，エラーバーは散らばりの視覚的な表現としては不適切です。

図 10-6 は，同じデータ（表 6-4）を箱ひげ図（box and whisker plot）で表したものです。箱の中の横線は中央値（29 歳），散らばりの指標としては，四分位範囲（24 〜 35 歳）を箱の上下の線として描きます。この間に全データ数の半数が含まれることになります。ひげの下端と上端は，最小値（18 歳）と最大値（45 歳）です[*]。

データの分布が正規分布に近似できる場合は，中央値をはさんで上下が対称になります。

データ数が数十程度の場合，正規分布に近似できるか否か，正確に判定する方法はないので，状況により判断します（☞第 20 章．2 群間での比較のための検定法）。

---

[*] Excel には箱ひげ図を描く機能がないので，統計ソフト，または，グラフ専用ソフトが必要（図 10-6　箱ひげ図は統計ソフト GraphPad Prism ver. 5 により作図）。箱ひげ図の描き方はソフトによって異なる。ひげの部分は 10 パーセンタイルと 90 パーセンタイルを描き，外れ値を個別に書き込むこともある。

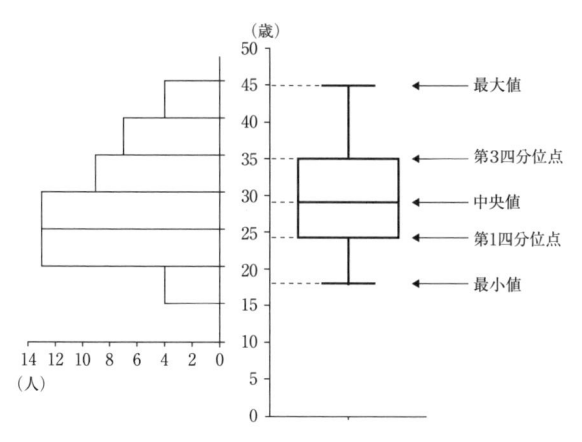

図 10-6　箱ひげ図とヒストグラムの関係

● まとめ ●

エラーバーの付いた棒グラフや折れ線グラフ，箱ひげ図により，データが中心性の指標の周りにどの程度散らばっているかを表現することができる．

統計学のための Excel 講座♥

⑦エラーバーの描き方

エラーバーをつけた棒グラフ（図 10-5）は以下のように描きます．

1) あらかじめ平均値，および，標準偏差を求めておく．まず，平均値のセルを選択し，メニューバーの［挿入］ → ［グラフ］ → ［縦棒］を選択．

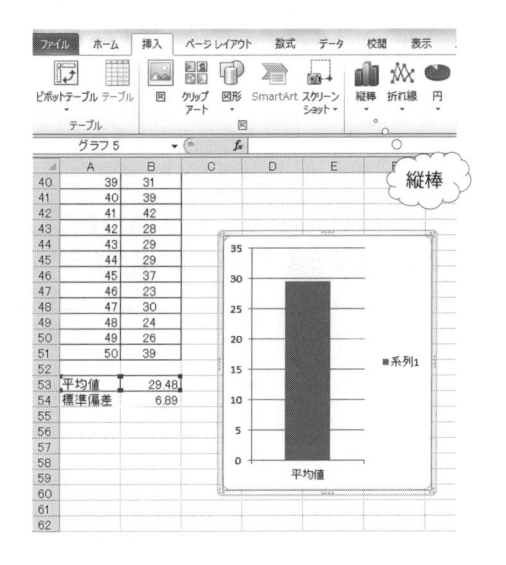

第 10 章　中心と散らばりのグラフ表現　　87

2) 出力された棒グラフをクリックし，［グラフツール］ → ［レイアウト］ → ［誤差範囲］を選択．

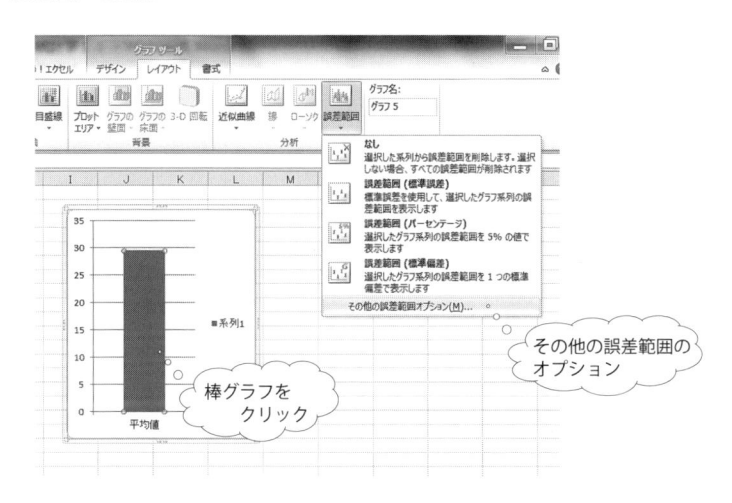

　　棒グラフをクリック

　　その他の誤差範囲のオプション

3) ［その他の誤差範囲のオプション］をクリックすると，［誤差範囲の書式設定］ダイアログボックスが現れる．［誤差範囲］を［ユーザー設定］とし，［値の指定］．

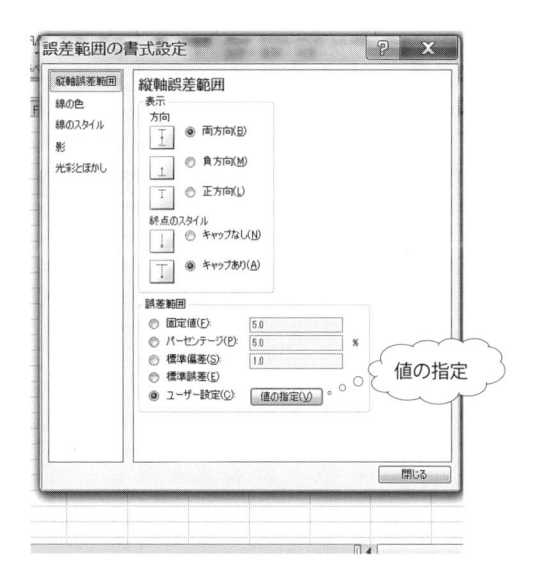

　　値の指定

4) ［正の誤差の値］および［負の誤差の値］に，「標準偏差」のセルを指定する．

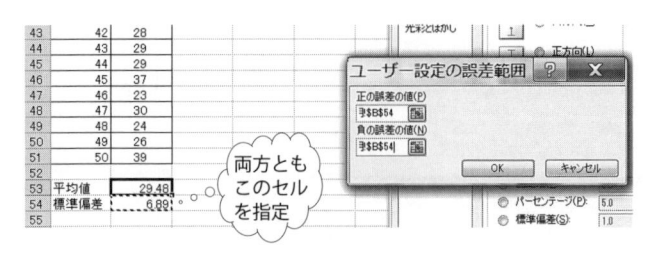

5) エラーバーが描かれる．必要に応じて「グラフツール」により，「デザイン」，「レイアウト」，「書式」の変更を行う．

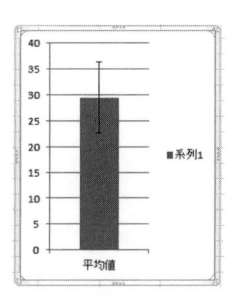

第11章　2種類のデータの関係

データ間の関係

1つのものごと（人，物，出来事，…）について何らかの情報を得ようとする時，さまざまな観点から観察や調査，実験を行うことができるので，種類の異なる複数のデータが得られます．第4章～第10章までは1つの観点から見た1種類のデータのまとめ方について述べましたが，第11章～第13章では，異なった観点から見た2種類，あるいは，それ以上のデータの関係をどのように記述すればよいかを考えてみましょう．

結婚しやすければ離婚もしやすい？

人口動態統計（平成24年）の，自治体ごとの婚姻率と離婚率から，地域ごとの結婚・離婚事情を読み解いてみましょう．

結婚や離婚をするのは個人であり，年次ごとの婚姻票や離婚票の提出の有／無という2値データとして収集されますが，都道府県別に人口1,000人あたりの婚姻率と離婚率という量的データとしてまとめられています（**表11-1**）[*1]．したがって，1つのものごと（人，物，出来事，…）に相当するのは個人ではなく，各都道府県です．それぞれ独特の個性を持つ47の自治体から得た，婚

[*1] 「人口動態統計」（確定数＞婚姻＞年次＞2013年）上巻，9-2：都道府県別にみた年次別婚姻率（人口千対），および，（確定数＞離婚＞年次＞2013年）上巻，10-2：都道府県別にみた年次別離婚率（人口千対）より抜粋して作成．

表 11-1　都道府県別婚姻率と離婚率

都道府県	婚姻率（人口千対）	離婚率（人口千対）	都道府県	婚姻率（人口千対）	離婚率（人口千対）
北海道	4.9	2.1	滋 賀	5.3	1.7
青 森	4.3	1.8	京 都	5.1	1.8
岩 手	4.3	1.5	大 阪	5.5	2.2
宮 城	5.3	1.7	兵 庫	5.1	1.9
秋 田	3.8	1.4	奈 良	4.5	1.7
山 形	4.3	1.5	和歌山	4.7	2.0
福 島	4.7	1.6	鳥 取	4.8	1.8
茨 城	5.0	1.8	島 根	4.4	1.4
栃 木	5.2	1.9	岡 山	5.0	1.8
群 馬	4.7	1.8	広 島	5.2	1.8
埼 玉	5.2	1.9	山 口	4.6	1.7
千 葉	5.3	1.9	徳 島	4.4	1.6
東 京	6.9	2.0	香 川	4.9	1.9
神奈川	5.8	1.9	愛 媛	4.5	1.8
新 潟	4.4	1.4	高 知	4.3	1.9
富 山	4.5	1.4	福 岡	5.5	2.1
石 川	4.9	1.5	佐 賀	4.8	1.8
福 井	4.6	1.6	長 崎	4.5	1.8
山 梨	4.7	1.9	熊 本	5.0	1.9
長 野	4.7	1.7	大 分	4.8	1.9
岐 阜	4.7	1.6	宮 崎	5.1	2.2
静 岡	5.2	1.9	鹿児島	4.8	1.9
愛 知	5.9	1.9	沖 縄	6.3	2.6
三 重	5.0	1.8			

姻率と離婚率という 2 種類のデータの間には何らかの関係があるでしょうか？

散布図

　2 種類のデータの関係を調べるには，2 次元のグラフ（図 11-1）に表すのが効果的です．このようなグラフを散布図（scatter plot）と呼びます．グラフの縦軸と横軸を入れ替えて描いても構いません．

　何となくではありますが，グラフは右上に伸びていて，婚姻率が高い地域で

は離婚率も高いという関係が浮かび上がります．

　結婚しているカップル数が多ければ，別れるカップル数も多い（結婚していなければ別れることもない）という単純な理由かもしれませんし，離婚率が高い地域は，初婚に加えて再婚も加わり，全体として婚姻率が増加するのかもしれません．婚姻率と離婚率の因果関係（どちらが原因でどちらが結果か）は簡単には判断できません．

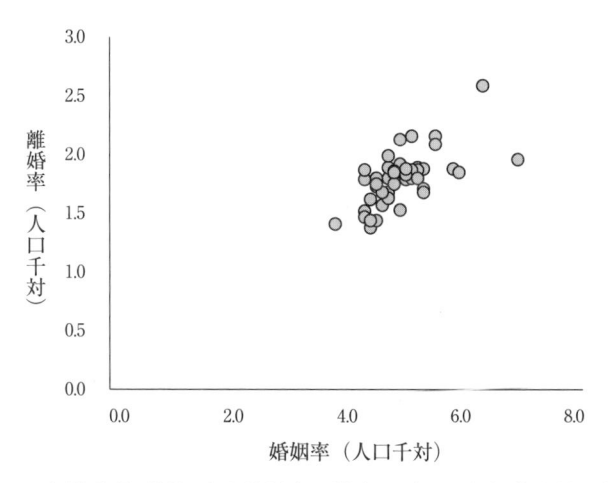

図 11-1　都道府県別婚姻率と離婚率の散布図（◦は各都道府県を表す）

量的データの分割表

　データ数が多い場合，個々のデータを散布図にすると，同じ位置にいくつもの点が重なって読みにくくなってしまいます．そこで，婚姻率と離婚率の両方を，適当に区切りを設けて，数個から十数個の階級に分けて分割表（contingency table）としてまとめます．クロステーブル（cross table）とも呼ばれています．

　2種類のデータの度数分布を同時に示すことができる2次元の度数分布表です．m行，n列の分割表を，m × n 分割表（m × n contingency table）と呼びます．**表 11-2** はどちらも7階級に分割されているので，7×7分割表です．散布図と同様，行と列を入れ替えても構いません．表の升目をセル（cell）と呼び，数値はそのカテゴリの出現度数を表しています．この場合は都道府県の数です．

表 11-2　都道府県別婚姻率と離婚率の分割表

		婚姻率（人口千対）							
		～4.0	～4.5	～5.0	～5.5	～6.0	～6.5	～7.0	合計
離婚率（人口千対）	～1.4	0	1	0	0	0	0	0	1
	～1.6	1	4	2	0	0	0	0	7
	～1.8	0	5	7	4	0	0	0	16
	～2.0	0	1	9	5	2	0	1	18
	～2.2	0	0	1	3	0	0	0	4
	～2.4	0	0	0	0	0	0	0	0
	～2.6	0	0	0	0	0	1	0	1
	合計	1	11	19	12	2	1	1	47

質的データの分割表

どちらか一方のデータ，あるいは，両方のデータが，質的データとして収集された場合にも2次元の分割表としてまとめることができます．**表 11-3** の各セルの数値は患者数を表しています．

表 11-3　月別・病因物質別食中毒患者数の分割表[*2]

		食中毒発生月												
		1月	2月	3月	4月	5月	6月	7月	8月	9月	10月	11月	12月	合計
病因物質	細菌	55	52	237	450	504	905	760	689	1,574	327	282	220	6,055
	ウイルス	1,972	2,362	2,260	2,049	878	274	60	64	14	627	686	2,399	13,645
	寄生虫	9	19	7	56	22	5	16	40	62	73	19	11	339
	化学物質	0	0	25	1	0	0	12	5	123	6	27	0	199
	自然毒	2	4	4	7	5	12	25	4	46	58	15	3	185
	不明	15	0	14	104	1	87	44	6	41	14	29	24	379
	合計	2,053	2,437	2,547	2,667	1,410	1,283	917	808	1,860	1,105	1,058	2,657	20,802

3 種類以上のデータの関係

これまで出てきた散布図や分割表は2次元ですが，これを3次元にすれば3種類のデータの関係を立体的に視覚化することができます．4次元以上になる

[*2] 「食中毒統計調査」（平成25年）第12表：食中毒事件・患者・死者数，月・病因物質別より抜粋して作成．

と図に描くことはできませんが，想像力を働かせて拡張してみて下さい．

　冒頭で述べたように，1つのものごと（人，物，出来事，…）についての情報はさまざまな観点から得られるので常に多次元的です．1つの観点からのデータとは，情報の1つの断面を見ているにすぎません．

　多次元データを，2つずつ組み合わせるという方法で解析する場合，A，B，Cという3種類のデータがあれば，A対B，B対C，C対Aという3つの組み合わせを調べなければなりません．A，B，C，Dという4種類ならペアの数は6つに増えます（A対B，A対C，A対D，B対C，B対D，C対D）．

　しかし，力ずくで，考え得るありとあらゆる組み合わせを試すという方法では，データ間の真の関係を捉えることができません．最終的には，多変量解析（multivariate analysis）という高度な統計手法が必要になりますが，本書ではその入り口を示すに止めます．　　　　　　　　　　　　　　〈参考文献7〉

● まとめ ●

同時に得られた2種類の量的データの関係を視覚化するには，散布図（scatter plot）を描き，どのような関係があるか調べる．データ数が多い場合，2次元の度数分布表（分割表）としてまとめると読みやすくなる．

第12章 相 関

相関係数

　異なった観点から見た2種類の量的データの間に，何らかの関係があるかどうかを統計学的に調べることを相関分析（correlation analysis）と呼びます．相関分析が意味を持つのは，一方の変量（データの数値）の増加に従って，他方の変量が単調に増加する，あるいは，減少する関係がある場合だけです．曲線的な関係や2相性の変化などを調べることはできません．
　関係の強さを数値化するには相関係数を計算します．

> 基本的な統計用語
>
> **相関係数**（correlation coefficient, r）：データ対の直線的な関係の強さを表す値．－1から＋1までの値をとる．

　単に相関係数という場合は，通常，2変量の分布型がともに，正規分布に近似できる場合に用いるピアソンの積率相関係数（Pearson's product moment correlation coefficient）を指します[*]．
　n個のデータ対（x_i, y_i）のピアソンの積率相関係数，rを求めるには，ま

---

[*] 他に，少なくとも1方の変量が，正規分布に従わない量的データ，あるいは，順位カテゴリデータの場合に用いるスピアマンの相関係数（Speaman's correlation coefficient）やケンドールの相関係数（Kendall's correlation coefficient）がある．ピアソンの積率相関係数を求める式に，データそのものではなく，データの大きさの順位を入れて計算する．

ず，変量 x_i の平均値：$\bar{X}$，および，変量 y_i の平均値：$\bar{Y}$ を求めます．

相関係数の式は2つの変量を含む長い式なので，"Σ（シグマ）"という数列の和を表す記号を用いて簡略化します．例えば，変量 x_i の偏差平方和，$(x_1-\bar{X})^2+(x_2-\bar{X})^2+\cdots+(x_n-\bar{X})^2$ は，$\sum_{i=1}^{n}(x_i-\bar{X})^2$ と表します．もっと簡単に，$\Sigma(x_i-\bar{X})^2$ と表記することもできます．

$$r=\frac{\Sigma(x_i-\bar{X})(y_i-\bar{Y})}{\sqrt{\Sigma(x_i-\bar{X})^2\Sigma(y_i-\bar{Y})^2}}$$

$r>0$ であれば正の相関（図12-1 A），$r<0$ であれば負の相関（図12-1 B）と呼びます（☞一歩進んだ統計学．③ 相関係数の符号 p.99）．

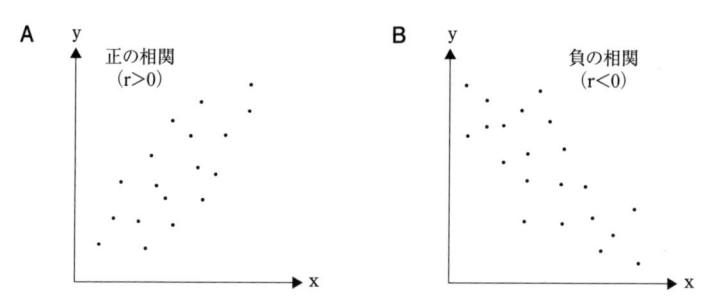

図 12-1　正の相関と負の相関のイメージ

前章で描いた都道府県別の婚姻率と離婚率の散布図（図 11-1）では，なんとなく，婚姻率が高い地域では離婚率も高いように見えましたが，両者の関係の強さはどの程度でしょう？

【数値例 12−1】
都道府県別の婚姻率と離婚率（表 11-1）の相関係数を求める．

婚姻率の平均値　$\bar{X}$：4.92（％），離婚率の平均値　$\bar{Y}$：1.79（％）
Excel 関数：*AVERAGE（配列）*

表12-1 相関係数の途中計算

都道府県	婚姻率 x	偏差 $x - \bar{X}$	偏差平方 $(x - \bar{X})^2$	離婚率 y	偏差 $y - \bar{Y}$	偏差平方 $(y - \bar{Y})^2$	偏差の積 $(x - \bar{X})(y - \bar{Y})$
北海道	4.9	-0.02	0.0005	2.1	0.34	0.1124	-0.0078
青 森	4.3	-0.62	0.3886	1.8	0.00	0.0000	0.0029
岩 手	4.3	-0.62	0.3886	1.5	-0.27	0.0754	0.1712
〜	〜	〜	〜	〜	〜	〜	〜
宮 崎	5.1	0.18	0.0312	2.2	0.37	0.1335	0.0645
鹿児島	4.8	-0.12	0.0152	1.9	0.06	0.0031	-0.0068
沖 縄	6.3	1.38	1.8950	2.6	0.80	0.6325	1.0948
合計			13.9643			2.2664	3.6179

$$r = \frac{\sum (x_i - \bar{X})(y_i - \bar{Y})}{\sqrt{\sum (x_i - \bar{X})^2 \sum (y_i - \bar{Y})^2}}$$

$$= \frac{3.6179}{\sqrt{13.9643 \times 2.2664}} = 0.643$$

Excel関数：*CORREL（配列1, 配列2）*

相関係数の解釈

　相関係数が1，または，-1であるということは，2つの変量が完全に連動しているということであり，1方の変量の値がわかれば，他方の変量の値も正確に予測することができることを意味しています．-1から1の間にある現実の相関係数はどう解釈したらよいのでしょう．

　相関係数はそれぞれの分野の経験則に従って，主観的な考察が加えられることが多く，同じ研究分野であっても判断はまちまちです．参考までに，よく見られる解釈を示します．

　　　r = 0 - 0.2：非常に低く，おそらく意味がない
　　　r = 0.2 - 0.4：低い相関であるが，さらに研究を続けた方がよい
　　　r = 0.4 - 0.6：中等度の相関
　　　r = 0.6 - 0.8：高い相関
　　　r = 0.8 - 1.0：非常に高い相関（これほど高い相関がある場合，エラー

や，何か別の理由があるのではないかチェックした方がよい）負の相関も同様です．

外れ値の影響

上述の判断基準に従えば，都道府県別の婚姻率と離婚率の間にはかなり高い正の相関関係が存在します．しかし，気をつけなければならないのは外れ値（outlier）の存在です．散布図上で，点の集まり全体からみて大きく外れた点があると，相関係数に大きな影響を与えます．入力ミスによって，異常に高い相関係数が得られることもあります．相関係数を求める前に，必ず散布図を描いて，個々のデータの確認をするようにしましょう．

図 11-1 において，右上方に目立っている点は沖縄（6.3, 2.6）と東京（6.9, 2.0）です．散布図全体が右肩上がりの直線に見える大きな要因になっているようです．両者を除く 45 都道府県のデータで相関係数を求めると，$r = 0.600$ と，値が低下します．とは言え，まだかなり高い相関係数が得られていますから，やはり自治体ごとの婚姻率と離婚率の間には何らかの関係がありそうです．

● まとめ ●

　量的データ，あるいは，順序カテゴリデータの相関（直線的な関係）の強さを数値化するには相関係数（correlation coefficient）を計算する．相関係数は －1 から ＋1 までの値をとり，$r > 0$ であれば正の相関，$r < 0$ であれば負の相関と呼ぶ．
　相関係数の大きさは，経験則に従って主観的な考察が加えられることが多い．相関分析は外れ値の影響を受けやすいので，必ず散布図を描いてデータの探索を行う必要がある．

一歩進んだ統計学　(￣￣;) → ＼(o￣▽￣o)／

③ 相関係数の符号

ピアソンの積率相関係数の式は以下のように書き換えることができます．

$$r = \frac{\frac{\sum(x_i - \overline{X})(y_i - \overline{Y})}{n}}{\sqrt{\frac{\sum(x_i - \overline{X})^2}{n}}\sqrt{\frac{\sum(y_i - \overline{Y})^2}{n}}} = \frac{x と y の共分散}{x の標準偏差 \times y の標準偏差}$$

1変量のデータの散らばりを考える場合，偏差をとって単純に足し合わせると必ずゼロになってしまうので，偏差を2乗して合計した値，偏差平方和を計算し，データ数で割り，さらに平方根をとって標準偏差を求めたことを思い出しましょう（☞一歩進んだ統計学．② さまざまな散らばりの指標 p.80）．分母は平方根をとっていますから，必ず正の値になります．

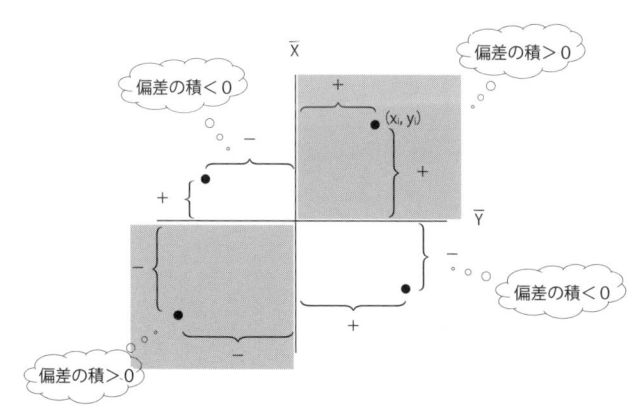

分子は一体どんな値をとるでしょうか？　散布図上の1つの点（x_i, y_i）の偏差，$x - \overline{X}$，および，$y - \overline{Y}$ が正か負かによって，つまり，点（x_i, y_i）が，$\overline{X}$ と $\overline{Y}$ の交点を中心として，散布図上のどの位置に存在するかによって，偏差の積，$(x - \overline{X})(y - \overline{Y})$ の符号が決まります（図12-2）．

図12-2　散布図上のデータ点の位置と相関係数の符号の関係

変量 x と変量 y の共分散（covariance），C_{xy} とは，変量 x の偏差と変量 y の偏差の積を，全データについて平均をとった値です．大まかに言えば，正の値をとる点（灰色の領域にある点）が負の値をとる点（白色の領域にある点）より相対的に多ければ，C_{xy} は正になり，逆ならば，C_{xy} は負になります（正確な計算には，偏差の積の絶対値が関係します）．

　したがって，相関係数の符号もまた，散布図上で，データ点の集まりが右上に伸びている（A）か，左上に伸びている（B）かによって決まることになります． 〈参考文献 1〉

第13章　回　帰

もっとも当てはまりのよい数式

　異なった観点から見た2種類の量的データの間にかなり高い相関係数が得られたら，散布図上に1本の直線を引いてみたくなります．相関係数が1，または，－1に近い場合，一方の変量の値が得られれば，他方の変量のデータがなくてもおおよその値がわかります．関係を数式で表しておけば，さまざまな場面で利用できそうです．これを回帰分析（regression analysis）と呼びます．

　回帰（regression）という統計用語は時を経て定義が変わってきています．かつては，例えば，身長の高い親から生まれた子供は常に身長が高く，低い親からは常に身長の低い子供が生まれるわけではなく，全体として，平均化していくという現象を指していましたが，現在は，一方の変量を用いて，他方の変量を説明したり，予測したりすることを回帰分析と呼んでいます．

　例えば，機器による物質濃度の測定では，標準品の濃度を変えながら機器の電気的な反応を読み取って検量線を描き，その数式を用いて未知の検体の濃度を求めますが，これも回帰分析です．

さまざまな回帰分析

　回帰分析で得られる数式を回帰モデル（regression model）と呼びます．一定の条件のもとで必然的に成立するとされている物理学的，あるいは化学的な法則の数式の多くは，元はと言えば，多くのデータを収集し回帰分析によって

見出されたものです．

　回帰分析には，直線に回帰する線形回帰分析（linear regression analysis）以外にも，曲線に回帰する非線形回帰分析（non-linear regression analysis）や，カテゴリデータを扱うことのできるロジスティック回帰分析（logistic regression analysis）などさまざまな手法があります．　　　　　〈参考文献7〉

回帰係数の求め方

　強い相関関係にある一対のデータに対して，単純で，統計学的にもっとも当てはまりのよい回帰モデルは直線です．回帰直線は，
$$y = a + bx$$
という数式で表すことができます．回帰直線のy切片（a）と傾き（b）を回帰係数（regression coefficient）と呼びます．回帰係数を求めるには最小2乗法（least square methods）を用います．

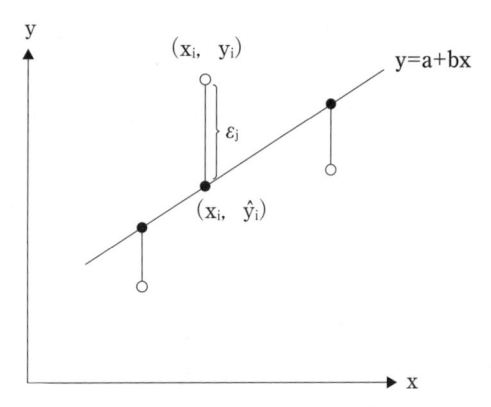

図13-1　最小2乗法の原理

　回帰直線，$y = a + bx$ が既に得られたとすると，データ点（白丸）は直線を挟んで図13-1のように散らばっています．対になっているデータ，(x_i, y_i)，それぞれについて，回帰直線からデータ点までの垂直（y軸方向）距離を残査（residual）と呼び，ε_iで表します．残査の平方和，$\Sigma \varepsilon_i^2$はy軸方向の分散を表します．

残差を回帰直線に含めて表すと,
$$y_i = a + bx_i + \varepsilon_i$$

x_i に対する回帰直線上の点(黒丸)を y_i の推定値と呼び,$\hat{y}_i$ で表します.残差との関係は,
$$\varepsilon_i = y_i - \hat{y}_i$$
$$= y_i - a - bx_i$$

残査の平方和は,
$$\sum \varepsilon_i^2 = \sum (y_i - a - bx_i)^2$$

$\sum \varepsilon_i^2$ が最小になる直線の回帰係数の推定値,a と b を計算します(残査の平方和の式を a,b それぞれで微分した式を 0 とおき,これを連立させた方程式の根を求める).

傾き: $\quad b = \dfrac{\sum (x_i - \overline{X})(y_i - \overline{Y})}{\sum (x_i - \overline{X})^2}$

y 切片: $\quad a = \overline{Y} - b \cdot \overline{X}$

婚姻率から離婚率を予測する

都道府県別の婚姻率と離婚率の間には,r = 0.643 という,かなり高い相関関係が見出されたので,「婚姻・離婚の法則」を表す回帰直線が得られれば,婚姻率のデータから離婚率を予測できるのではないでしょうか.あまり建設的な用途が見いだせない法則ではありますが,【**数値例 12-1**】の途中計算(**表 12-1**)を利用すれば簡単に回帰係数が求められます.

回帰分析では,どの変量を横軸にとり,どの変量を縦軸にとるかを予め決めなければなりません.軸を入れ替えると回帰係数が変わってしまいます.因果関係を論じたい場合には,原因と考えられる変量を横軸(x 軸)に,結果と考えられる変量を縦軸(y 軸)にとります.離婚は結婚が前提となっていますから,一般的な感覚では,散布図(**図 11-1**)のように,横軸に婚姻率,縦軸に離婚率をとるのが適切でしょう.

【数値例13−1】

都道府県別の婚姻率と離婚率（表11-1）の回帰直線を求める．

婚姻率の平均値　$\overline{X}$：4.92（％），離婚率の平均値　$\overline{Y}$：1.79（％）
　　Excel関数：*AVERAGE（配列）*

$$b = \frac{\sum (x_i - \overline{X})(y_i - \overline{Y})}{\sum (x_i - \overline{X})^2}$$

$$= \frac{3.6179}{13.9643} = 0.259$$

　　Excel関数：*SLOPE（yの配列，xの配列）*

$a = \overline{Y} - b \cdot \overline{X}$
$\ = 1.79 - 0.259 \times 4.92 = 0.519$

　　Excel関数：*INTERCEPT（yの配列，xの配列）*

婚姻率から離婚率を求める式：
　　離婚率 = a + b × 婚姻率
　　　　　= 0.519 + 0.259 × 婚姻率

表13-1　相関係数の途中計算（表12-1再掲）

都道府県	婚姻率 x	偏差 $x - \overline{X}$	偏差平方 $(x - \overline{X})^2$	離婚率 y	偏差 $y - \overline{Y}$	偏差平方 $(y - \overline{Y})^2$	偏差の積 $(x - \overline{X})(y - \overline{Y})$
北海道	4.9	− 0.02	0.0005	2.1	0.34	0.1124	− 0.0078
青　森	4.3	− 0.62	0.3886	1.8	0.00	0.0000	0.0029
岩　手	4.3	− 0.62	0.3886	1.5	− 0.27	0.0754	0.1712
宮　崎	5.1	0.18	0.0312	2.2	0.37	0.1335	0.0645
鹿児島	4.8	− 0.12	0.0152	1.9	0.06	0.0031	− 0.0068
沖　縄	6.3	1.38	1.8950	2.6	0.80	0.6325	1.0948
合　計			13.9643			2.2664	3.6179

この直線を散布図に重ねてみましょう（図13-2）.

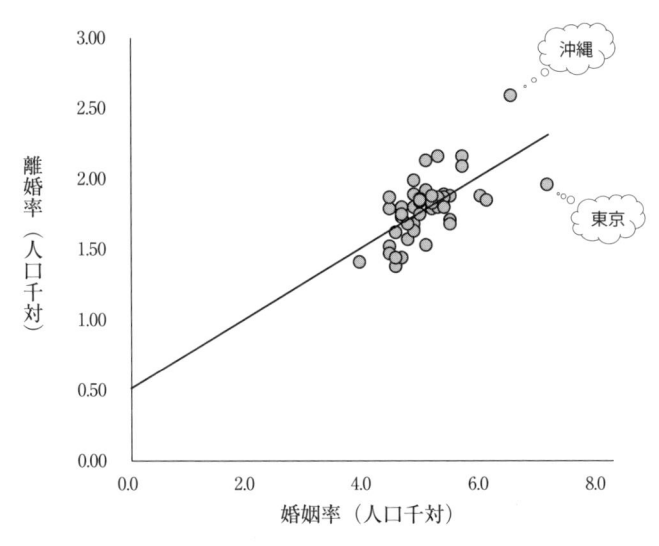

図13-2　婚姻率から離婚率を求める回帰直線

回帰直線の当てはまりの良さ指標

例えば，沖縄の婚姻率，6.3を回帰直線に代入すると，

　　離婚率の推定値 = 0.519 + 0.259 × 6.3 = 2.15

実際の離婚率，2.6より低めの値が予測されています．また，東京の離婚率の推定値は2.3ですが，逆に，実際の離婚率，2.0より高めです．他の自治体も多かれ少なかれ，推定値と実際の値との間にずれが見られます．

得られた回帰直線の当てはまりの良さを表す指標が決定係数（coefficient of determination, R^2）です．寄与率ともいいます．離婚率，yの変化のうち，回帰直線によって説明される割合を表しています．決定係数は，ピアソンの相関係数，rを2乗した値と同じになるため，r^2と書かれることもあります．

【数値例13−2】

　都道府県別の婚姻率と離婚率（表11-1）の回帰直線の決定係数を求める．

【数値例12-1】で求めた相関係数（r = 0.643）を利用します．

$$R^2 = r^2$$
$$= 0.643^2 = 0.413$$

　離婚率，yの変化のうち，回帰直線，0.519 + 0.259× 婚姻率，によって説明できるのは41.3％に過ぎません．当然のことながら，各自治体の離婚率を，婚姻率という1つの観点だけから見たデータを使って予測するのは無理です．

　物理的，あるいは，化学的な現象とは異なり，生物学的，医学的，あるいは，社会学的なデータにはさまざまな要素が関わっているのでばらつきが大きく，銀河のように広がっている散布図の真ん中を突っ切る一本の直線を描いても，予測の精度はあまり高くなりません．

　因果関係を求める臨床的研究や社会調査では，複数の変量を同時に扱うことができる多変量解析（multivariate analysis）を行う必要があります．

まとめ

　一対のデータに対して，統計学的にもっとも当てはまりの良い数式を求める手法を回帰分析（regression analysis）という．回帰直線の回帰係数（regression coefficient）を求めるには最小2乗法（least square methods）を用いる．決定係数（coefficient of determination），R^2は，得られた回帰直線の当てはまりの良さを表す指標である．

一歩進んだ統計学　　　(￣￣;) → ＼(o ￣▽￣ o)／

4 回帰モデル

　データにうまく当てはまる数式の係数を求めれば回帰モデル（regression model）が得られたことになります．

　回帰モデルは常に直線とは限りません．曲線適合（curve fitting）ができる統計ソフト*を用いれば，薬剤の用量反応関係やバイオアッセイでは，化学的，あるいは，生物学的な意味のある数式に従う曲線に回帰することもできます．単なる検量線としての利用に留まらず，薬剤の 50% 有効濃度（EC_{50} 値）や酵素の反応速度パラメータ（V_{max}, K_m），受容体に対するリガンドの結合パラメータ（B_{max}, K_d）などが容易に求められます．

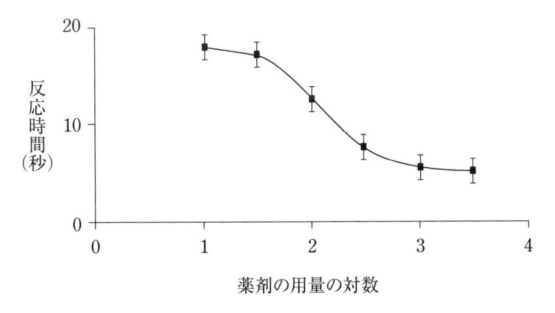

図 13-3　薬剤の用量を変えて，特定の反応が起きるまでの時間を測定して描いた用量反応曲線の例

---

*　用量反応曲線（図 13-3）は GraphPad Prism ver.5 により作図．

第14章　標本調査

全数調査は記述統計で十分

　これまでに見てきた公的機関による調査（「食中毒統計調査」および「人口動態統計」）は，すべての対象をもれなく調べる全数調査（complete survey）でした．既に第4章～第13章で述べたように，収集したデータを度数分布表にまとめて，
1) 質的データは，必要に応じて割合を求める．
2) 量的データは，分布型に応じて平均値や中央値などの代表値と，データの散らばり具合を求める．
3) いずれの場合も，必要に応じてグラフで表示する．

という方法で，データが持つ情報を十分に引き出すことができます．

　このようなデータの要約の仕方を記述統計（descriptive statistics）と呼びます．

標本調査には推測統計が必要

　周到な計画の下で行われた調査であっても，もれやミスをゼロにするのは至難の業です．規模が大きくなるにつれて，人的，経済的な負担が大きくなることに加えて，人間を対象とする調査はプライバシーの保護や倫理的配慮が求められるため，精度を犠牲にしなければ遂行できない場合もあります．

　全数調査が困難な場合，適切な方法で調査対象を減らして，比較的少数の

データから全体を推測する標本調査（sample survey）が行われます．そのようなデータを扱うには記述統計だけでは不十分です．調査のターゲットとしている集団に関して普遍性のある情報を引き出すには，推測統計（inferential statistics）を用いる必要があります．

本章以降，推測統計で用いられる概念や解析手法について述べます．

標本調査の例

標本調査の理論は次章に先送りして，本章では，受療行動調査[*1]を例として，標本調査がどのように行われるのかを見てみましょう．

受療行動調査とは，今後の医療行政の基礎資料を得る目的で，全国の一般病院を利用した患者について，受療の状況や受けた医療に対する満足度などを調べるもので，3年ごとに行われています（図14-1）．

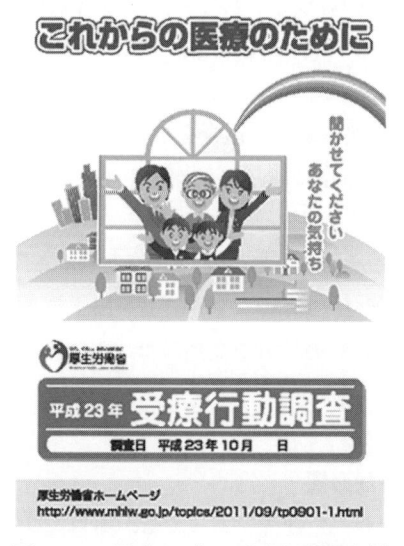

図14-1　平成23年　受療行動調査[*1]

[*1] 「受療行動調査」（厚生労働省）（http://www.mhlw.go.jp/toukei/list/34-17.html）
受療行動調査のExcelファイルはe-Statより得られる（☞ p.12　脚注）．

調査の実施

まず,全国の一般病院の中から層化ランダム抽出法(☞第 15 章　母集団と標本)によって 500 施設を選び,調査実施日(平成 23 年 10 月 18 日～20 日の 3 日間のうち医療施設ごとに指定した 1 日)に調査員が出向いて,調査対象となった病院を利用した患者(外来・入院)全員に病院内で調査票を配布し,患者が自ら記入した調査票を一緒に渡された封筒に入れて密封の上,病院内にある回収ボックスへ投函するという方法でデータ収集が行われています.

192,885 部(A)の調査票が配布され,回収数は 152,455 部(B),回収率は 79.0%($\frac{B}{A} \times 100$)です.無効な回答を除いた残りの 150,620 人からデータが得られました.有効回答の内訳は,外来患者が 98,988 人,入院患者が 51,632 人です[*2].

アンケート調査のまとめ方

厚生労働省の統計調査の多くは,調査票様式(p.112～p.115 の調査票は外来患者用)も公開されています[*3].

[*2]「平成 23 年受療行動調査(確定数)の概況」(厚生労働省)
　(http://www.mhlw.go.jp/toukei/saikin/hw/jyuryo/11/dl/kakutei-gaiyo-all.pdf)
[*3]　統計調査の調査票様式一覧(厚生労働省)　(http://www.mhlw.go.jp/toukei/chousahyo/)

秘	統計法に基づく 一般統計調査		保健所符号	施設番号 H－
				厚生労働省

平成２３年　受療行動調査
外来患者票
（平成２３年１０月）

　この調査は、今後の医療のあり方を検討するために行うもので、今日**来院された患者さん全員**に、ご記入をお願いしています。お子さんの場合や、病状により記入が困難な方は、ご家族の方などと協力してご記入をお願いします。**ご記入にあたっては、あてはまる番号に〇をつけてください。**

　ご記入後は、一緒にお渡しした封筒に調査票のみを入れて密封の上、病院に設置された回収箱、または切手を貼らずに郵便ポストへ投函してください。

　調査票の入った封筒は厚生労働省にて開封され、内容については厳密に守秘され、統計目的以外に用いることはありませんので、率直なご意見をお聞かせください。

■調査票の記入者はどなたですか。　　　　　■今日の受診は予約をしてきましたか。

1 患者さんご本人　　2 ご家族の方など	1 予約をした　　2 予約をしていない

■**患者さんご本人**の性別を選んで、生年月日を記入してください。

1 男 2 女	1 明治　3 昭和 2 大正　4 平成	☐☐年 ☐☐月 ☐☐日生

問１ この病院を選んだ理由は何ですか。　（〇は**いくつでも**）

1 医師による紹介	11 技術のすぐれた医師がいる
2 家族・友人・知人からのすすめ	12 専門性が高い医療を提供している
3 自宅や職場・学校に近い	13 様々な症状に対応できる医療を提供している
4 交通機関の便がよい	14 受けたい検査や治療をおこなっている
5 以前に来たことがある	15 生存率、合併症発生率などの治療成績が良い
6 以前に受診した医療機関に満足できなかった	16 受診にかかる経済的負担が少ない
7 大きな病院で安心そう	17 連携している医療機関・福祉施設が充実
8 診療日、診療時間の都合がよい	18 その他
9 待ち時間が短い	19 特に理由はない
10 医師や看護師が親切	

病院を選んだ理由（〇をつけたもの）の中で、重視した順に、**３つまで**番号を記入してください。　　1 ☐☐　2 ☐☐　3 ☐☐

問２ この病院を選ぶにあたり、どこから情報を入手しましたか。　（〇は**いくつでも**）

1 医療機関の相談窓口	6 行政機関が発行する広報誌やパンフレット
2 病院が発信するインターネットの情報	7 病院・行政機関以外が発信するインターネットの情報
3 病院の看板やパンフレットなどの広告	8 新聞・雑誌・本の記事やテレビ・ラジオの番組
4 行政機関の相談窓口	9 その他
5 行政機関が発信するインターネットの情報（医療機能情報提供制度など）	10 特に情報は入手していない

（注）　行政機関とは、都道府県・市区町村・保健所などのことです。

裏面（次のページ）にも記入してください

問3 今日の診察までの待ち時間（予約をした場合は、予約時刻から）はどれくらいでしたか。
（○は**ひとつだけ**）

1　15分未満
2　15分〜30分未満
3　30分〜1時間未満
4　1時間〜1時間30分未満
5　1時間30分〜2時間未満
6　2時間〜3時間未満
7　3時間以上
8　医師に診てもらっていない

問4 今日の診察時間（診察室で医師に診てもらった時間）はどれくらいでしたか。（○は**ひとつだけ**）

1　3分未満
2　3分〜10分未満
3　10分〜20分未満
4　20分〜30分未満
5　30分以上
6　医師に診てもらっていない

問5 現在の心身の状態についてお聞かせください。（**それぞれ○はひとつだけ**）

内　容	そう思う	ややそう思う	どちらともいえない	あまりそう思わない	そう思わない
からだの苦痛がある	1	2	3	4	5
痛みがある	1	2	3	4	5
気持ちがつらい	1	2	3	4	5
歩くのが大変だ	1	2	3	4	5
身の回りのことをするのに介助が必要だ	1	2	3	4	5

問6 ふだんの自分の健康をどのように思いますか。（○は**ひとつだけ**）

1　よい　　2　まあよい　　3　ふつう　　4　あまりよくない　　5　よくない

問7 今日受診した病気や症状を**初めて医師に診てもらった時**、自覚症状はありましたか。（○は**ひとつだけ**）

1　あった　　2　なかった　　3　覚えていない

補問7-1 最初はどこで受診しましたか。
（○は**ひとつだけ**）

1　今日来院した病院
2　他の病院
3　診療所・クリニック・医院

補問7-2 自覚症状はなかったが、受診した理由はなんですか。（○は**いくつでも**）

1　健康診断（人間ドック含む）で指摘された
2　他の医療機関等で受診を勧められた
3　病気ではないかと不安に思った
4　その他

問8（次のページ）へお進みください。

補問7-3 症状を自覚したときから、受診までにどのくらいの期間がありましたか。（○は**ひとつだけ**）

1　24時間未満
2　1〜3日
3　4〜6日
4　1週間〜1ヶ月未満
5　1ヶ月〜3ヶ月未満
6　3ヶ月以上
7　覚えていない

【「**4〜6**」のいずれかを回答した方にお聞きします。】
補問7-4 受診までに時間がかかった理由はなんですか。（○は**いくつでも**）

1　まず様子をみようと思った
2　医療機関に行く時間の都合がつかなかった
3　医療機関に行くのが面倒だった
4　医療機関に行くのが怖かった
5　経済的に負担に感じた
6　医療機関の都合（予約が取れないなど）
7　医療機関が近くになかった
8　その他

次のページにも記入してください

問8 今日診察を受けた病気や症状に対する診断や治療方針について、今日までに、この病院で医師から受けた説明は、よくわかりましたか。（○は**ひとつだけ**）

1 よくわかった
2 だいたいわかった
3 あまりわからなかった
4 まったくわからなかった
5 説明を受けていない
　└→**問9**へお進みください

【この病院で医師から説明を受けた方にお聞きします。（**問8**で「**1～4**」のいずれかを回答した方）】
補問8-1 医師から受けた診断や治療方針の説明に対して、あなたの疑問や意見を医師に十分に伝えられましたか。（○は**ひとつだけ**）

1 十分に伝えられた
2 質問しにくい雰囲気だったので、十分には伝えられなかった
3 的外れな疑問や意見のような気がして、十分には伝えられなかった
4 その他の理由で、十分には伝えられなかった
5 疑問や意見は特になかった

問9 今日受診した病気や症状について、他の医師の意見（セカンドオピニオン）は必要だと思いますか。（○は**ひとつだけ**）

1 思う　　2 思わない　　3 セカンドオピニオンを知らない

補問9-1 セカンドオピニオンを受けたことはありますか。（○は**ひとつだけ**）

1 受けたことがある
2 受ける予定がある　→ **補問9-2** 受けて良かったと思いますか。（○は**ひとつだけ**）
3 受けたことがない

　1 良かった　　2 良くなかった　　3 どちらともいえない

補問9-3 セカンドオピニオンを必要だと思うが、受けなかった理由はなんですか。（○は**いくつでも**）

1 受けた方がいいのか判断できない
2 主治医に受けたいと言いづらい
3 どうすれば受けられるのかわからない
4 受けられる医療機関が近くにない
5 手続きが面倒そう
6 費用がかかる
7 その他

問10 この病院における受診についての感想をお聞かせください。（**それぞれ**○は**ひとつだけ**）

内容	非常に満足している	やや満足している	ふつう	やや不満である	非常に不満である	その他
診察までの待ち時間に満足していますか	1	2	3	4	5	6
診察時間に満足していますか	1	2	3	4	5	6
医師による診療・治療内容に満足していますか	1	2	3	4	5	6
医師との対話に満足していますか	1	2	3	4	5	6
医師以外の病院スタッフの対応に満足していますか	1	2	3	4	5	6
痛みなどのからだの症状をやわらげる対応に満足していますか	1	2	3	4	5	6
精神的なケアに満足していますか	1	2	3	4	5	6
診察時のプライバシー保護の対応に満足していますか	1	2	3	4	5	6
全体としてこの病院に満足していますか	1	2	3	4	5	6

裏面（次のページ）にも記入してください

問11 今日、病院で請求された金額は負担に感じますか。（○は**ひとつだけ**）

| 1 負担に感じない | 2 あまり負担に感じない | 3 ふつう | 4 やや負担に感じる | 5 負担に感じる |

問12 今日、病院で請求された金額はどのくらいでしたか。（○は**ひとつだけ**）

| 1 0円 | 3 1千円～3千円未満 | 5 5千円～1万円未満 |
| 2 1円～1千円未満 | 4 3千円～5千円未満 | 6 1万円以上 |

問13 今日はこの病院の診療科をいくつ受診しましたか。（○は**ひとつだけ**）

| 1 1つ | 2 2つ | 3 3つ | 4 4つ以上 |

問14 今日の受診にかかわらず、これまでの**およそ3年間**にかかったことのある医療機関で、不満を感じたことはありますか。

| 1 ある | 2 ない |

補問14-1 不満を感じて、誰（どこ）かに相談をしたことはありますか。相談をした場合には、不満を相談した相手ごとにその結果をお聞かせください。（**それぞれ**○は**ひとつだけ**）

相談相手	相談をした結果			相談をしたことはなかった
	役立った	役立たなかった	どちらでもない	
主治医（担当していた医師）	1	2	3	4
別の医師（セカンドオピニオンなど）	1	2	3	4
医師以外の病院スタッフ（相談窓口を含む）	1	2	3	4
家族・友人・知人	1	2	3	4
行政機関（都道府県・市区町村・保健所など）	1	2	3	4
第三者機関、団体（医師会を含む）	1	2	3	4
その他	1	2	3	4

【「主治医（担当していた医師）」に相談した方にお聞きします。】

補問14-2 どのような不満について相談をしましたか。（○は**いくつでも**）

1 診療・治療内容に関すること	5 カルテの開示
2 薬に関すること	6 費用に関すること
3 医師の対応	7 その他
4 医師以外の病院スタッフの対応	

問15 患者さんご本人と生計を共にしている方は、**患者さんご本人を含めて**何人かを記入してください。

生計を共にしている人数（患者さんご本人を含む） ［　　］人

補問15-1 昨年一年間（平成22年1月1日～平成22年12月31日）の世帯の収入は、おおよそどのくらいですか。（○は**ひとつだけ**）

| 1 200万円未満 | 3 400～600万円未満 | 5 800万円以上 |
| 2 200～400万円未満 | 4 600～800万円未満 | 6 わからない |

調査にご協力いただきありがとうございました。
回収用封筒に入れて密封の上、病院に設置された回収箱へ。
または、切手を貼らずに郵便ポストへ投函してください。

受療行動調査の調査項目の中からいくつか例を見てみましょう．調査項目は実数ではなく，すべて割合（％）で表されていますから，グラフ表現としては円グラフや帯グラフが適切です．

外来患者の病院に対する全体的な満足度の調査（**図 14-2**）[*4] では，「非常に満足」と「やや満足」を合わせて，約半数が「満足」と回答しています．

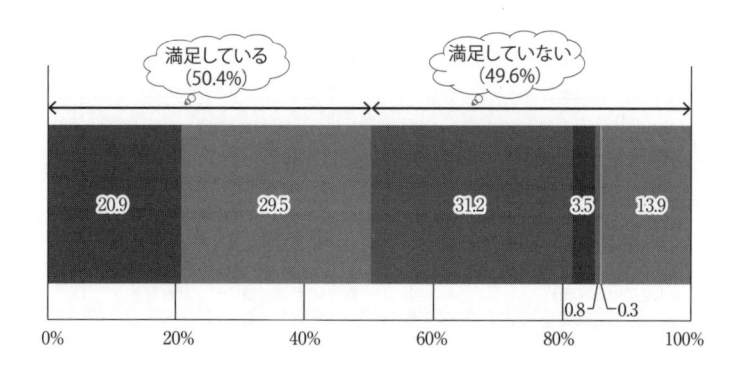

満足している (50.4%)　　満足していない (49.6%)

20.9 ／ 29.5 ／ 31.2 ／ 3.5 ／ 13.9　　0.8　0.3

■非常に満足　■やや満足　■ふつう　■やや不満　■非常に不満　■その他　■無回答

図 14-2　外来患者の病院に対する全体的な満足度

約 $\frac{1}{4}$ の外来患者，および，約 $\frac{1}{3}$ の入院患者がセカンドオピニオンの必要性を感じています（**図 14-3**）[*5]．

[*4]　「受療行動調査」（基本集計＞年次＞ 2011 年）第 46 表：外来患者の構成割合，病院の種類，満足度全項目別より抜粋して作成．

[*5]　「受療行動調査」（基本集計＞年次＞ 2011 年）第 17 表：患者の構成割合，病院の種類，性，年齢階級，外来－入院，セカンドオピニオンの必要性，経験の有無，満足度，受けなかった理由（複数回答）別より抜粋して作成．

第 14 章　標本調査

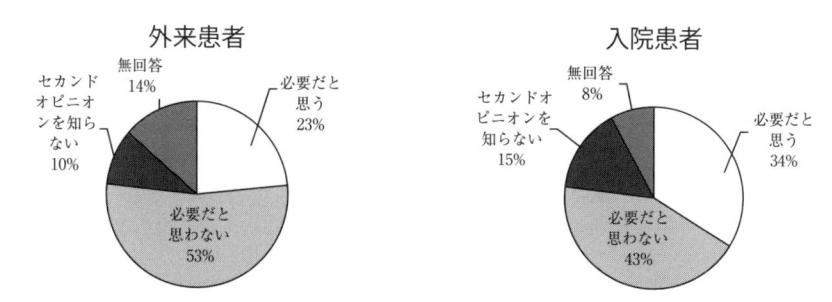

図 14-3　外来－入院別にみたセカンドオピニオンの必要性

外来患者の 6 割以上は，自覚症状があるにもかかわらず，まず様子を見ようと思って，1 週間以上受診しようとしませんでした．なお，複数回答が可能な調査項目を割合で表す場合には，グラフの数値を合計しても 100％にならないので，全体（100％）が何を意味しているのか明記しておかなければなりません（**図 14-4**）[6]．

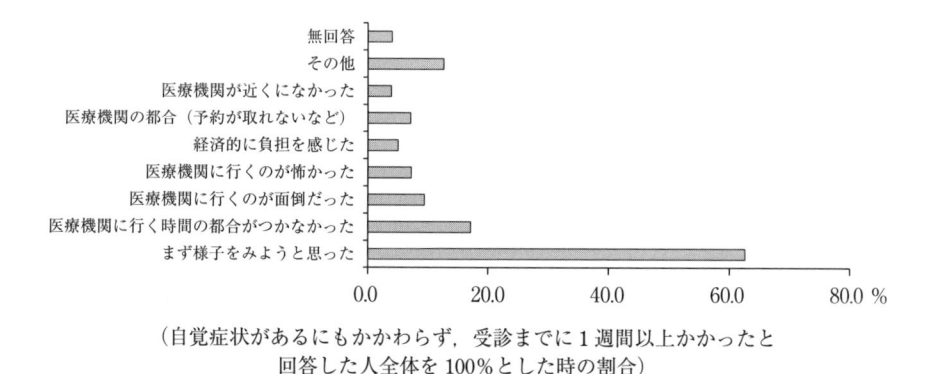

（自覚症状があるにもかかわらず，受診までに 1 週間以上かかったと回答した人全体を 100％とした時の割合）

図 14-4　受診までに時間がかかった理由（複数回答）

---

[6]　「受療行動調査」（基本集計＞年次＞ 2011 年）第 16 表：外来患者の構成割合，病院の種類，性，年齢階級，受診までに時間がかかった理由（複数回答）別より抜粋して作成．

> **まとめ**
>
> 全数調査が困難な場合，適切な方法で調査対象を減らして，比較的少数のデータから全体を推測する標本調査（sample survey）が行われる．調査のターゲットとしている集団に関して普遍性のある情報を引き出すには，記述統計だけでは不十分であり，推測統計（inferential statistics）を用いる必要がある．

第15章　母集団と標本

標本とは

　前章で出てきた標本（sample）という統計用語は，「昆虫標本」や「商品サンプル」などといった日常用語とはかなり異なった使い方をします．統計学における標本は，母集団（population）と一対にして定義しなければならないやや難解な言葉です．卵とニワトリの例のように，母集団と標本の定義は互いに循環しています．

> **基本的な統計用語**
> **母集団（population）**：標本の抽出母体となる，調査すべき全対象（のデータ）
> **標本（sample）**：母集団から選ばれた調査対象（のデータ）

　「標本」に限らず，統計用語の中には，別の意味で日常用語としても使われている言葉や，禅問答のような定義しかできない言葉がたくさんあるために，統計リテラシーを身に付ける妨げになってしまっているのは憂慮すべきことです．このような用語を理解するには，できるだけ具体的な例を参考にするのが近道です．

母集団と標本の関係

　受療行動調査では，標本のサイズが大きいため，個人ではなく医療施設がランダム抽出（random sampling）されていますが，分かりやすくするために，

調査対象となっている個々の患者が，特定の母集団からランダム抽出されると考えた時のイメージは以下のようになります（図15-1）．

さまざまな特徴を持った患者が含まれる母集団からランダム抽出された標本には，ほぼ同じ比率でそれぞれの特徴を持つ患者が含まれています．例えば，母集団の男女比が1：1であれば，ランダム抽出された標本の男女比もほぼ1：1です．母集団の65歳以上の高齢者が全体の30％を占めていれば，標本もまたほぼ同じ比率の高齢者を含みます（なぜ，「ほぼ」なのかは次章で説明します）．

このような標本を調べれば，母集団全体を調べたのと同じ結論が得られます．つまり，標本から母集団が推測できるのです．

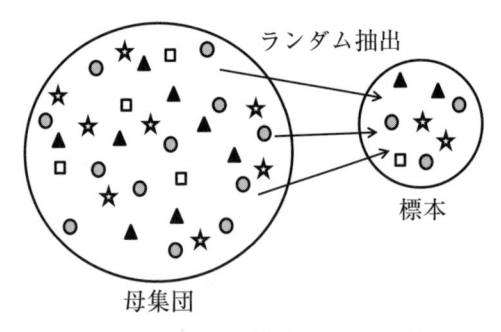

図 15-1　母集団と標本のイメージ

ランダムの作り方

「ランダム」を作り出すには，コインを投げる，サイコロを振る，乱数表を使う，などさまざまな方法があります．

> **基本的な統計用語**
>
> **ランダム**（random）：次に起きることが，それ以前に起きたことと全く無関係に起きること．無作為，偶然，あるいは，確率的ともいう．

最近は，コンピュータで乱数を発生させる関数を用いています．Excel にも *RAND ()* や *RANDBETWEEN（最小値, 最大値）* という乱数発生関数があります．これらの関数により発生する数値はいずれも等しい確率で現れます．

関数である以上，アルゴリズム（演算手続き）がわかれば出る値が予測できます．つまり，本当の乱数ではないので疑似乱数と呼ばれていますが，十分な管理の下で用いればランダム抽出にも利用できます（☞統計学のためのExcel講座．⑧乱数発生関数によるランダム抽出 p.125）．

ランダム抽出法

さまざまなランダム抽出法が考えられています（表15-1）．受療行動調査（平成23年）では，層化ランダム抽出法によって500施設を選んで，その病院を利用した患者全員を調査対象としていますから，正確には，層化集落抽出法ということになります[*1]．

表15-1 さまざまなランダム抽出法

---
a. 単純ランダム抽出（simple random sampling）：乱数を用いて抽出．
b. 層化抽出（stratification sampling）：集団をあらかじめ性別や年齢階級で層化しておき，各層からランダム抽出する．
c. 集落抽出（cluster sampling）：要素を個々ではなく，地区や学校単位でひとかたまりとして抽出する方法．
d. 準ランダム抽出（quasi-random sampling）：最初の数字，kをランダムに選び，通し番号をつけた対象をk番目ごとに選ぶ．

標本誤差

既に見てきたように，全数調査が行われている食中毒統計調査では，患者を診断した医師は，必ず，最寄りの保健所に届け出を行います（家庭で起きた食中毒では，医療機関を受診しない患者が統計からもれ落ちることになりますが，全体から見れば少数です）．保健所で作成された調査票はすべて厚生労働省に提出されるので，データ収集の過程で統計を歪める要因はごくわずかで

[*1] 病院を，特定機能病院，療養病床を有する病院，前2者を除いた一般病院の病床規模が500床以上の大病院，100～499床の中病院，20～99床の小病院に分け，各区分（層）に属する病院の中からそれぞれランダム抽出している．

す.

一方,標本調査が行われている受療行動調査では,約10万人の外来患者と約5万人の入院患者を対象としているとは言え,全国の一般病院の外来患者および入院患者の10％以下にすぎません[*2].彼らの回答が今後の医療行政の方向を決めるのですから,全国の患者の意見を代表するものでなければなりませんが,限られたデータ（標本）から普遍的な情報を引き出すのは簡単ではありません.

標本調査では,調査対象の選び方が不適切だと看過できない標本誤差（sampling error）が生じます.

「真の値」からのずれ

もし,全国の患者をもれなく調査することができたら得られるはずの値を「真の値」（true value）としましょう.標本誤差とは「真の値」からのずれです.偶然誤差と系統誤差に分けられます（図15-2）.

> **基本的な統計用語**
>
> **偶然誤差（random error）**:「真の値」を挟んでどちらの方向にも全くランダム（random）に起こる誤差.統計学的に扱えるばらつき（dispersion, scatter）.
> **系統誤差（systematic error）**:「真の値」のどちらか一方向に偏って起こる誤差.統計学的に扱えないバイアス（bias）.

偶然誤差はあらゆる測定や調査につきまとい,どんなに努力してもある程度以下にすることはできませんが,数値で表すことができる誤差であり,統計学を用いて適切に処理をすれば,データから正しい情報を引き出すことができます.

一方,系統誤差は統計学的には扱えない偏りです.系統誤差が含まれるデー

[*2] 「平成23年（2011）患者調査の概況」（厚生労働省）（http://www.mhlw.go.jp/toukei/saikin/hw/kanja/11/dl/01.pdf）.受療行動調査と同一の日（平成23年10月18日〜20日の3日間のうち医療施設ごとに指定した1日）に「患者調査」が行われている.受療行動調査と同様,層化ランダム抽出法によって抽出した医療施設で,患者の傷病の状況などを,その施設の管理者が調査票に記入するという方法で調査が行われる.この調査から,当日の一般病院の外来患者数は約166万人,入院患者数は約129万人と推計されている.

タからは正しい情報が引き出せないばかりか，誤った情報による混乱をもたらすことになります．系統誤差に対して統計学は全く無力です．

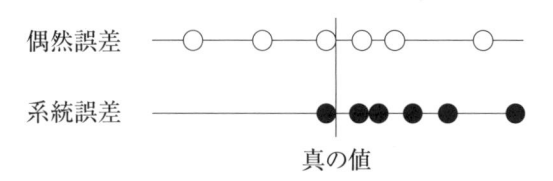

図 15-2　偶然誤差と系統誤差のイメージ

選択バイアスと情報バイアス

　調査に関わる人々なら誰でも，何とか無事に終えて，できるだけ望ましい結果を得たいという願望があります．その結果，時には無意識に，調査に非協力的な患者や医療機関に対して不満の多い患者などを避けてしまうと選択バイアス（selection bias）が生じます．

　選択バイアスは，系統誤差の中でも最も深刻な統計学上の問題を引き起こしますが，調査対象をランダム抽出することで回避することができます[*3]．

　情報バイアス（information bias）と呼ばれる別のタイプのバイアスも知られています．調査票を用いる調査では，プライバシーに関わる不快な質問に対して正直に答えない，あるいは，調査する人の期待に応えようとして，結果が良い方向に動くような回答をするバイアスなどが知られています．面接者による調査では，面接者の種類（主治医，他の医療関係者，医療と関係のない人，など）によって，対象者が答え方を変えてしまうバイアスも起こり得ます．

　情報バイアスはいずれも心理的要素を含んでおり，経験と訓練によってできるだけ回避する以外に手段は限られています．

[*3] 受療行動調査では医療施設がランダム抽出されており，個々の患者のランダム抽出は行われていないので，調査票配布，回収段階での選択バイアスは起こりうる．

● まとめ ●

　標本調査（sample survey）では，標本（sample）のデータから母集団（population）全体を推測する．

　その際，標本誤差（sampling error），すなわち，「真の値」からのずれが生じる．「真の値」を挟んでどちらの方向にも全くランダムにずれる偶然誤差（random error）と，「真の値」のどちらか一方向に偏ってずれる系統誤差（systematic error）に分けられる．

　ランダム抽出（random sampling）によって，系統誤差の中でも統計学的に最も深刻な影響をもたらす選択バイアス（selection bias）を回避することができる．

第 15 章　母集団と標本

統計学のための Excel 講座♥

⑧乱数発生関数によるランダム抽出

50 病院のリスト（架空）から，10 病院を標本としてランダム抽出してみましょう．

1) ワークシートに 1 から 50 までの識別番号をつけた病院リストを入力．乱数を出力する最初のセルを選択し，［数式］の中から，［関数の挿入］をクリックし，［RANDBETWEEN］を選択．

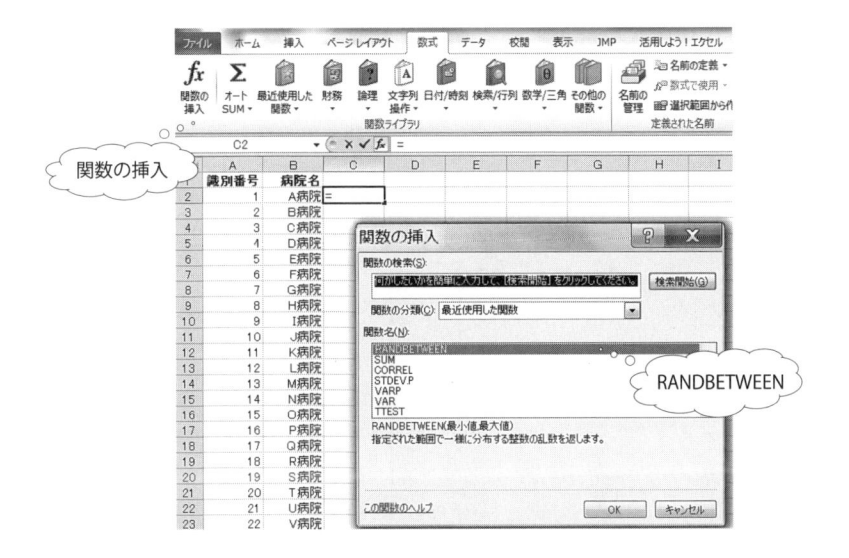

2）関数の引数の最小値を 1，最大値を 50 とする．

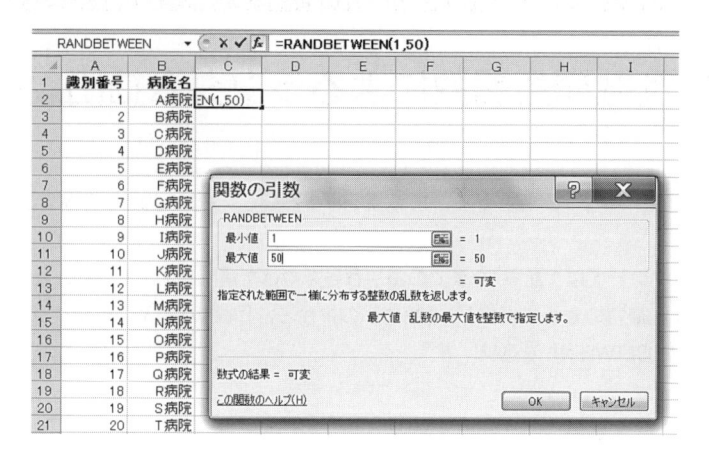

3）コピー＆ペーストにより，50 個の乱数を発生させる（この例の場合，1 から 50 の範囲で一様に分布する乱数が発生する）．

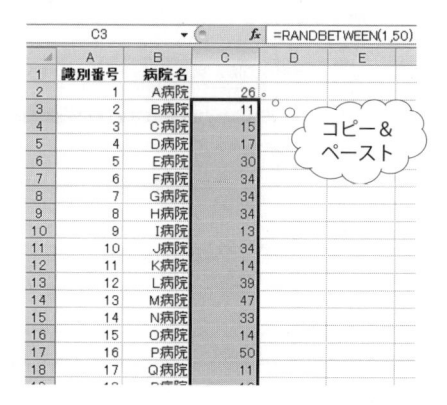

第15章　母集団と標本

4) 乱数発生関数はワークシート上で操作する度に新しい乱数が返される（値が変化する）ので，まず，乱数全体をコピーし，別の列に，貼り付けのオプションを「値の貼り付け」としてペーストしておく．

識別番号	病院名		乱数
1	A病院	8	26
2	B病院	11	11
3	C病院	49	15
4	D病院	27	17
5	E病院	43	30
6	F病院	30	34
7	G病院	10	34
8	H病院	6	34
9	I病院	46	13
10	J病院	17	34
11	K病院	25	14
12	L病院	16	39
13	M病院	6	47
14	N病院	10	33
15	O病院	38	14
16	P病院	27	50
17	Q病院	28	11

（操作により変化した乱数／「値の貼り付け」ペーストした元の乱数）

5) すべての列を選択して，［データ］→［並べ替え］．「最優先されるキー」を，値を貼り付けた乱数の列として並べ替える．

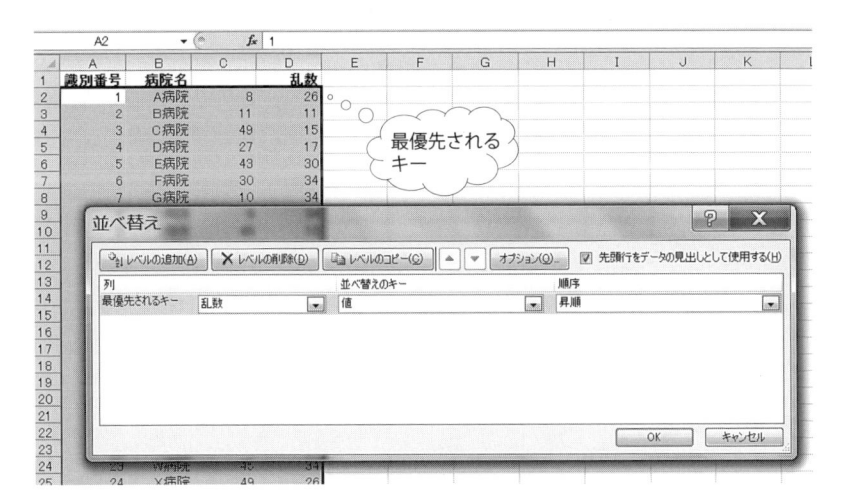

6) 上から順に 10 病院を抽出．上から 10 番目（AA 病院）と 11 番目（QQ 病院）の乱数が同じ（9）なので，予め決めた方法でどちらかを選ぶ．

	A	B	C	D	E
1	識別番号	病院名		乱数	
2	20	T病院	41	1	
3	37	KK病院	1	1	
4	42	PP病院	33	1	
5	25	Y病院	18	2	
6	35	II病院	29	2	
7	48	VV病院	40	2	
8	49	WW病院	40	3	
9	19	S病院	50	4	
10	36	JJ病院	16	7	
11	27	AA病院	34	9	
12	43	QQ病院	4	9	
13	32	FF病院	20	10	
14	2	B病院	33	11	
15	17	Q病院	14	11	
16	30	DD病院	27	12	
17	9	I病院	42	13	

選択方法を予め決めておく

第16章 確　率

「満足していますか？」

　受療行動調査（平成23年）の結果から推測すると，全国の病院の外来患者の半数が，自分が受診した病院に満足しています．残りの半数はそれほど満足していません（**図14-2**）．もし，新たに選んだ別の病院で，同じアンケートを実施したとしたらどんな結果がえられるでしょうか？

　病院の窓口を通して訪れる患者というのは病院の規模や専門性，評判などを判断材料として自由意志で集まった，かなり偏った集団です．特定の病院の患者から得られた結論は，厳密に言えば，その病院の患者にしか当てはまらないので，標本と母集団という関係は成立しません．特定の施設で行われた調査結果を，データをとった対象の範囲を超えて，どこまで一般化することができるかに関しては，常識で，あるいは，経験から判断するしかありません．

　本章では，A病院という仮想の施設が，「全国の病院を代表する病院」であるという非現実的な仮定をします．「この病院に満足していますか？」という質問に対して，「はい」／「いいえ」の2者択一で回答を求めることを想定してみましょう．

「はい」と回答する確率

　受療行動調査によって，全国の患者（母集団）の「はい」と「いいえ」の比

率が,それぞれ $\frac{1}{2}$ であることが既に分かっています.A病院はその母集団から選ばれた標本なので,1人の患者に,「満足していますか?」と質問すれば,「はい」という回答は $\frac{1}{2}$ の確率で得られます.2人目の患者が「はい」と回答する確率も $\frac{1}{2}$ です.3人目も,4人目も….現実には,どちらでもないとか,答えたくないという回答もあるはずですが,この架空のアンケート調査では,「はい」と「いいえ」以外の回答はないことにします.

確率とは

2者択一の回答の確率が,どちらも $\frac{1}{2}$ という状況はコイン投げに似ています.A病院の一人一人の患者の回答が「はい」ならコインの表,「いいえ」なら裏と考えてみましょう.

確率論では,起こり得ることを事象(event)と呼びます.表裏など,2種類の事象のどちらかが起きるような実験や観察を何回も繰り返した時,常に一定の確率でそれぞれの事象が起きる場合,ベルヌーイ試行(Bernoulli trials)と呼びます.どちらが起きるかはランダム(random)なので,次に起きる事象は予想できませんが,全体として,どのような起き方をするかを確率で表すことができます.

> 基本的な統計用語
>
> **確率(probability)**:ある事象の確率とは,事象の起こりやすさの程度を0から1の数値で表したものである.すべての事象の確率を足すと1になる.

コイン投げの確率計算

手元に適当なコインがなくても,数枚のコインなら,頭の中で投げてみることができます.コインはどれも同じように見えますが,アンケートに回答する患者は区別がつきますから,コインにも識別番号をつけておきましょう.

歪みがないコインを1つ投げた時,表(あるいは裏)が出る確率は $\frac{1}{2}$ です.

2つ目のコインを投げた時も，確率は$\frac{1}{2}$です．

1つ目と2つ目のコインの裏（○）と表（●）の組み合わせは，(①, ②)，(①, ❷)，(❶, ②)，(❶, ❷) の4通りあります．

表や裏の枚数は偶然によって決まる値です．このような値を確率変数（random variable）と呼びます．表の枚数をxとして，表が出る確率，f(x)を計算すると以下のようになります（**表 16-1**，**図 16-1**）．

表 16-1 2枚のコインを投げて，表が x 枚出る確率

表の枚数 (x)	0	1	2	合計
組み合わせの数	1 通り (①, ②)	2 通り (①, ❷), (❶, ②)	1 通り (❶, ❷)	4 通り
表が x 枚出る確率 f(x)	$\frac{1}{2} \times \frac{1}{2} = \frac{1}{4}$	$2 \times \frac{1}{2} \times \frac{1}{2} = \frac{1}{2}$	$\frac{1}{2} \times \frac{1}{2} = \frac{1}{4}$	1

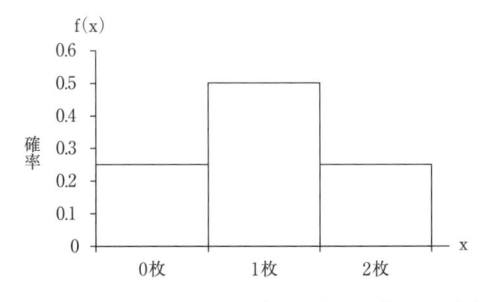

図 16-1 2枚のコインを投げて，表が x 枚出る確率

同様に，3枚のコインを投げれば，8通りの組み合わせがあり，表の枚数，xと，その枚数が出る確率，f (x) は以下のようになります（**表 16-2**，**図 16-2**）．

表 16-2　3 枚のコインを投げて，表が x 枚出る確率

表の枚数 (x)	0	1	2	3	合計
組み合わせの数	1	3	3	1	8
表が x 枚出る確率 f(x)	$\frac{1}{8}$	$\frac{3}{8}$	$\frac{3}{8}$	$\frac{1}{8}$	1

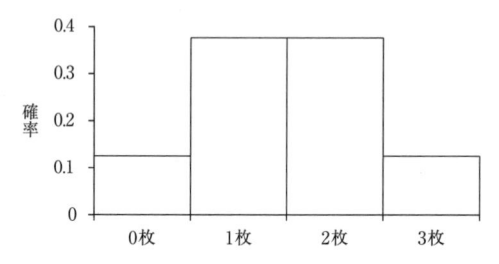

図 16-2　3 枚のコインを投げて，表が x 枚出る確率

4 枚のコインなら，16 通りの組み合わせがあります（**表 16-3**，**図 16-3**）．

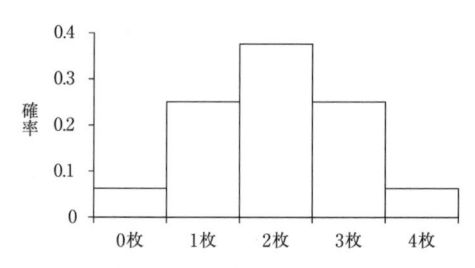

表 16-3　4 枚のコインを投げて，表が x 枚出る確率

表の枚数 (x)	0	1	2	3	4	合計
組み合わせの数	1	4	6	4	1	16
表が x 枚出る確率 f(x)	$\frac{1}{16}$	$\frac{4}{16}$	$\frac{6}{16}$	$\frac{4}{16}$	$\frac{1}{16}$	1

図 16-3　4 枚のコインを投げて，表が x 枚出る確率

2項分布

コインの数をどんどん増やして，n個のコインを投げて表がk（k＝0, 1, 2, 3, …n）枚出る確率，f(x＝k) を求めると，2項分布（binomial distribution）という確率分布（probability distribution）に従います（図16-4）．

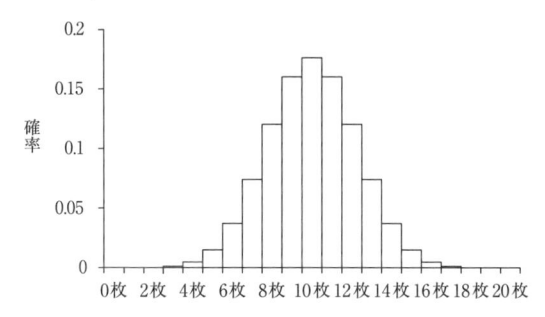

図16-4　20枚のコインを投げて，表がx枚出る確率

> 基本的な統計用語
>
> **2項分布**（binomial distribution）：離散量（discrete data）の代表的分布型（☞一歩進んだ統計学．[5] 確率の直接計算 p.136）．

2項分布に従うのは，個々の事象の確率が$\frac{1}{2}$の場合だけではありません．2値データ（例，2者択一の回答）として得られていれば，$\frac{1}{3}$でも，$\frac{4}{5}$でも，柱のピークが左右にずれるだけで，同じような分布型になります．

コインの枚数が増えて柱の刻みが多くなると，分布型は段々滑らかになり，連続量（continuous data）の分布型である正規分布（normal distribution）に近づいていきます（図16-5）．

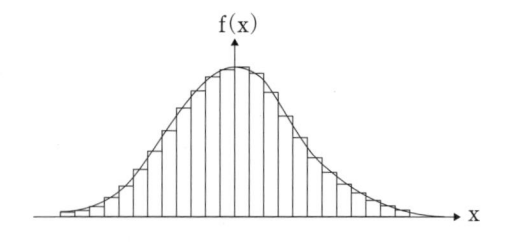

図 16-5　2 項分布は正規分布に近似することができる

偶然誤差

　ここで A 病院でのアンケート調査に戻りましょう．20 枚のコイン投げ（図 16-4）は，20 人の患者に「満足していますか？」と質問した時，「はい」と答える患者が x 人いる確率と考えることができます．

　でも，なぜ，標本調査で確率を問題にしなければならないのでしょう？　A 病院が「全国の病院を代表する病院」であるという無理のある仮定で話を始めたのですから，全国の病院（母集団）の「はい」の確率が $\frac{1}{2}$ であれば，20 人中，ちょうど半数の 10 人が「はい」と答えるのではないでしょうか？

　標本調査は，理論的には，何度でも標本抽出を繰り返し，何度でもやり直すことができます．抽出の度に，標本として選ばれる調査対象が変わります．実際には，費用や労力には限度がありますから，調査は 1 回しか行いません．

　A 病院でのアンケート調査は，行われなかった無数の調査と同様，標本の 1 つに過ぎないのです．A 病院が「全国の病院を代表する病院」であるという仮定をしたのですから，ちょうど半数が「はい」と回答する確率が最も高いのですが，コイン投げと同様，全員満足，あるいは，全員不満という極端な結果も絶対に起きないとは言えません．

　偶然誤差（random error）は，「真の値」を挟んでどちらの方向にも全くランダムに起る誤差ですから，確率という考え方を用いて統計学的に扱うことができるのです．

確率的に考える

確率的な考え方は日常生活の中でも使われています．

例えば，降水確率．気象台では，さまざまな観測値や全体的な気圧配置など，過去の多くの記録をパターン化した資料があらかじめ作成されており，特定のパターンに当てはまっていると，これまで 10 回に 3 回は雨だったので，今回も同じ確率で雨が降ると予想して，降水確率 30% と予報します．

確率計算に関する知識がなくても，降水確率は大きければ大きいほど雨が降りやすいと解釈すればよいので，この値を参考にして，傘を持って行くかどうかや，野外のイベントを中止するべきかといった，実用的な判断材料にできます．天気予報がはずれた場合の備えも怠りなく．

まとめ

標本調査には偶然誤差があるため，調査結果は確率（probability）という概念を用いて解釈する必要がある．母集団を代表するような標本に対して，例えば，2 者択一で回答を求めると，2 項分布（binomial distribution）に従ってばらつくので，実際の調査結果は母集団を全数調査した結果と同じではない．

一歩進んだ統計学　　　(￣￣;) → ＼(o￣▽￣o)／

5 確率の直接計算

　コイン投げの枚数を増やしながら計算して何となく確率計算の規則がわかったと思いますが，1枚目のコインが表でも裏でも，2枚目のコインの表の出る確率には影響はありません．このような2つの事象は独立（independent）であると表現されます．

　2つの事象が同時に起こる確率（例えば，1枚目が表，2枚目も表が出る確率）は2つの事象の積として表すことができるので，積事象と呼ばれます．

　コインに歪みがなければ，個々のコインの表の出る確率，p は $\frac{1}{2}$ ですから，2枚続いて表が出る確率は，$\frac{1}{2} \times \frac{1}{2} = \frac{1}{4}$ と計算できます．裏の出る確率も $\frac{1}{2}$ ですから，表表，表裏，裏表，裏裏，いずれの積事象の確率も同じ計算で求められます．3枚のコインならいずれも $\frac{1}{2} \times \frac{1}{2} \times \frac{1}{2} = \frac{1}{8}$，4枚のコインならいずれも $\frac{1}{2} \times \frac{1}{2} \times \frac{1}{2} \times \frac{1}{2} = \frac{1}{16}$ です．つまり，n 枚のコインを投げる場合，いずれの積事象も $\left(\frac{1}{2}\right)^n$ の確率で起こります．

　2枚のコインを投げて，表が1枚出る確率を求める場合，表裏でも，裏表でもよいので，2通りあることになります．3枚のコインでは，表裏裏，裏表裏，裏裏表の3通りです．

　n 個から k 個を選ぶ「組合せの数」は，2項係数（binomial coefficient），$_nC_k = \frac{n!}{(n-k)!k!}$ で表されます．！は階乗を表しています．例えば，5枚のコインを投げて表が3枚出る組合せの数を計算するには，$n = 5$，$k = 3$ ですから，

$$_5C_3 = \frac{5!}{(5-3)!3!}$$
$$= \frac{5 \times 4 \times 3 \times 2 \times 1}{(2 \times 1) \times (3 \times 2 \times 1)} = \frac{5 \times 4}{2} = 10$$

　両方の計算を組み合わせると，n 回中，k 回事象が生じる確率，$f(x = k)$ を

計算することができます．
$$f(x = k) = {}_nC_k \times p^k(1-p)^{n-k}$$

例えば，5 枚のコインを投げて表が 3 枚出る確率は，

$$\begin{aligned}f(3) &= {}_5C_3 \times (\frac{1}{2})^3 (1-\frac{1}{2})^{5-3} \\ &= 10 \times (\frac{1}{2})^5 \\ &= \frac{10}{32} = 0.3125\end{aligned}$$

確率計算の原理は単純ですが，実際の計算は楽ではありません．n が大きくなるにつれて，2 項係数，${}_nC_k$ の階乗の計算が非常に大きな値になるからです．ちょっと工夫をしないと計算が続けられません．現在のような高性能のコンピュータができるまでは，確率の計算はすべて近似計算でした．

第17章　正規分布

正規分布とは

偶然誤差を含む標本調査の結果を確率的に表現する際に欠かすことができないのが正規分布です．

自然界や人間社会のさまざまな現象は左右対称に近い山型になることが多いので，記述統計においても，既に「正規分布に近似できる」という表現を使ってきましたが（☞第7章．データの分布型以降），本章では，推測統計で主役を演じる正規分布とは何か，きちんと定義をしておきましょう．

> **基本的な統計用語**
>
> **正規分布（normal distribution）**：連続量（continuous data）の代表的分布型．左右対称の釣鐘型の理論的確率分布（theoretical probability distribution）．

正規分布は，以下のような確率密度関数（probability density function）で表されます．

$$f(x) = \frac{1}{\sqrt{2\pi}\,\sigma} e^{-\frac{(x-\mu)^2}{2\sigma^2}} \qquad (-\infty < x < \infty)$$

この式を眺めると，一見複雑そうですが，π（円周率）≒3.14，e（自然対数の底）≒2.72 です．あとは，母平均値，μ と母標準偏差，σ の値が分かれば，こ

の分布を定義することができます．

母平均値，μ，母標準偏差，σ（母分散，σ^2）の正規分布を，$N(\mu, \sigma^2)$ と表現します．

母数と推定値

理論的には，全数調査をして，全てのデータが得られたとしたら，母集団の「真の値」（true value）が求められます．これを母数（parameter）と呼びます．

現実には，実現可能な範囲で手に入れた，標本のデータを用いて算出した推定値（estimate）から母数を推定することになります．推測統計では，母平均値や母標準偏差とそれらの推定値は，以下のように表記し区別します．離散量データの母比率（母集団における割合）とその推定値の関係も同様です（**表 17-1**）．

表 17-1　母数と推定値の表記法

母数（母集団の値）		推定値（標本の値）	
母平均値	μ	標本平均値	$\overline{X}$
母標準偏差	σ	標本標準偏差	SD
母比率	p	標本比率	$\hat{p}$

相関係数や回帰係数など，その他の統計量に関しても，母数と区別できる表記法を用います．

> 基本的な統計用語
> **統計量**（statistic）：標本平均値や標本標準偏差など，標本を要約し，いろいろな母数の推測に用いられる値の総称．

正規分布と確率の関係

前章で述べたように，標本から得たデータには偶然誤差が含まれているので，確率という概念を用いて誤差を扱う必要がありますが，推測統計で用いられる解析手法のほとんどは，電卓すらなかった頃に考え出されたものです．事実上，確率を正確に計算することはできませんでした（☞一歩進んだ統計学．

5 確率の直接計算 p.136)．そこで，近似計算を行うために，正規分布という理論的な確率分布を利用することが考案されたのです．

自然界や人間社会の現象に頻繁に見られる分布型なので，「ごくありふれた」という意味で正規分布（normal distribution）と名付けられていることは既に述べましたが（☞第7章．データの分布型），天体観測をしていた数学者のガウス（C. F. Gauss）が，セレスという小惑星の軌道計算をする過程で，測定誤差が正規分布に従うことを発見したのが最初と言われています．そのためガウス分布（Gaussian distribution），あるいは，誤差分布（error distribution）と呼ばれることもあります．

すべての事象の確率を足すと1になるので（☞第16章．確率），確率密度関数の形で描くと，分布型に関わらず曲線下の面積は1になります．これを100％として表すと，正規分布，N（μ，σ^2）の場合，$\mu \pm \sigma$ の区間は全面積の68.3％に当たります．つまり，$\mu \pm \sigma$ の範囲には標本全体の68.3％が含まれることになります．同様に，$\mu \pm 2\sigma$ の範囲には95.5％，$\mu \pm 3\sigma$ の範囲には99.7％が含まれます（**図 17-1**）．

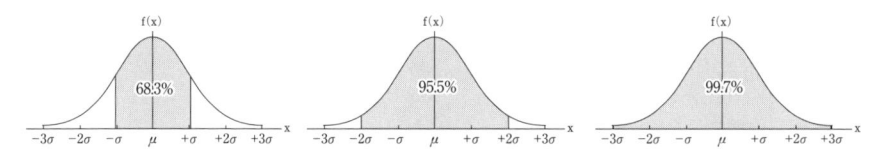

図 17-1　正規分布の曲線下面積

正規分布とヒストグラムの関係

第6章で用いた，ある医院を受診した患者の年齢（**表 6-3**）のヒストグラム（**図 6-4**）に正規分布を重ねてみましょう．右に裾を引いた山型になっているので正規分布からずれていますが，大まかには，平均値 ± 標準偏差（29.5 ± 6.9歳）の間に約70％の患者が含まれていることが分かります（**図 17-2**）．

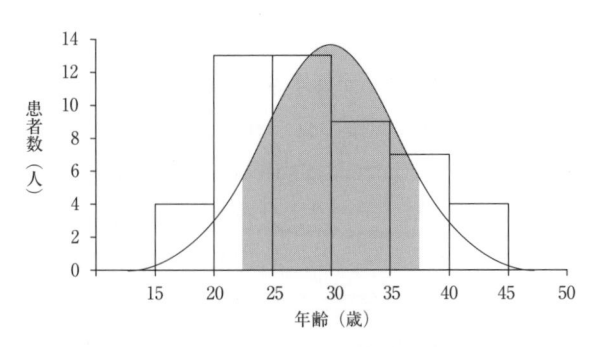

図17-2 ヒストグラムを正規分布に近似すると

正規分布から派生した分布

　推測統計では，正規分布をもっと一般的な使い方ができるように少し手を加えます．標準正規分布，t分布，χ^2分布，あるいは，F分布がよく用いられます．これらは平均値や分散などの「統計量に関わる理論的な分布型」であり，第6章，および，第7章でいくつか例として取り上げた，自然界や人間社会の現象から得た「データの分布型」を表すものではないことに注意して下さい．

標準正規分布

　正規分布を表す確率密度関数の確率変数，xを

$$z = \frac{x - \mu}{\sigma}$$

と，z値（z score）に書き換えることを標準化といいます．z値を使って書き直した正規分布，

$$f(z) = \frac{1}{\sqrt{2\pi}} e^{-\frac{z^2}{2}}$$

を標準正規分布（standard normal distribution）と呼びます（図17-3）．
　別の表現をすると，正規分布，N（μ，σ^2）に従う母集団に属するデータ，xを標準化したz値は，平均値が0，標準偏差が1の正規分布，N（0，1^2）に従います．

> **基本的な統計用語**
>
> **標準化（standardization）**：母平均値や母標準偏差が異なるデータや統計量を，一定の基準にそろえるよう変換すること．

　標準化という概念を理解するには，学力テストの偏差値や知能指数をイメージすると分かりやすいでしょう．学力テストの偏差値の場合は，z 値を 100 点満点の真ん中の値である 50 に移し，さらに 10 倍することで，実際の点数に近づけてあります．

$$偏差値 = 50 + 10 \times \left(\frac{個人の得点 - 平均値}{標準偏差} \right)$$

$$= 50 + 10 \times z 値$$

　知能指数（intelligence quotient, IQ）も偏差値とよく似た方法で計算します．

$$IQ = 100 + 15 \times \left(\frac{個人の得点 - 平均値}{標準偏差} \right)$$

$$= 100 + 15 \times z 値$$

　ちなみに，z 値が 3 以上とは，学力テストの偏差値では 80 点以上，IQ なら 145 以上に相当します．極めて稀であることが実感できるでしょう．

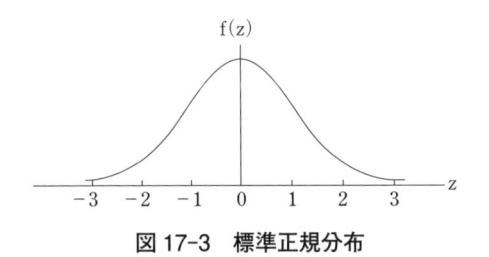

図 17-3　標準正規分布

t 分布

　全数調査か，それに匹敵するような大規模調査を行わない限り，母集団の値は分かりません．真の値は神のみぞ知る値と言えます．そこで，母標準偏差，

σを，標本標準偏差，SDで代用することになります（☞一歩進んだ統計学．7 統計量の分布 p.161）．

ところが，SDを用いて標準化した場合，nが小さいと標準正規分布への当てはまりが悪くなってしまいます．そこで考え出されたのがt分布（t distribution）です．t分布は標準正規分布をやや平たくしたような形をしており，自由度（degree of freedom, df）により少しずつ形が異なります．

z値と呼んでいた値はt値と呼ばれることになり，データ数に合わせて自由度を変化させたt分布に従います．データ数が100近くあれば，t分布は標準正規分布とほぼ重なるので両者を同等と見なすことができます（**図17-4**）．

t分布は，平均値の信頼区間の算出（☞第18章．信頼区間）や，2つの平均値の比較に用いるt検定（☞第20章．2群間での比較のための検定法）に利用されます．

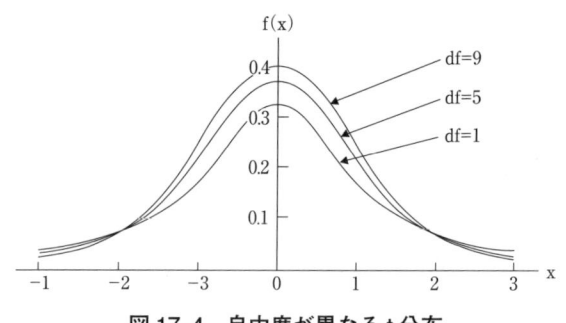

図17-4　自由度が異なるt分布

χ^2 分布

標準正規分布に従う値を2乗した値を足し合わせた値を χ^2 値と呼び，χ^2 分布（χ^2 distribution）に従います（**図17-5**）．χ^2 分布は，度数を分割表にまとめて調べる χ^2 検定（☞第20章．2群間での比較のための検定法）に利用されます．

第 17 章　正規分布

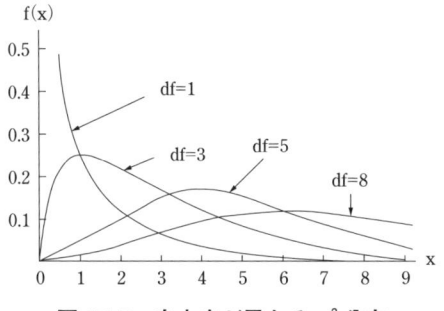

図 17-5　自由度が異なる χ^2 分布

F 分布

F 分布（F distribution）は 2 つの自由度を持つ分布です．2 つの群の分散，V_1 と V_2 の比，V_1/V_2 は，F 値と呼ばれ，それぞれの群の自由度，df_1，df_2 をもつ F 分布に従います（**図 17-6**）．分散の検定に利用されています．

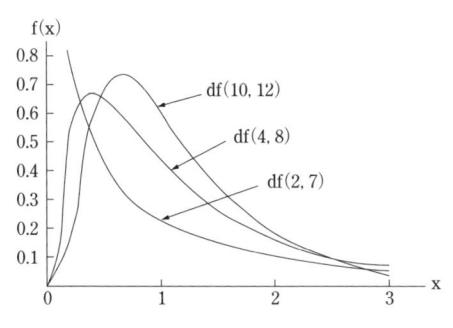

図 17-6　自由度が異なる F 分布

まとめ

推測統計では，確率の近似計算を行うために，正規分布（normal distribution）から派生した標準正規分布（standard normal distribution），t 分布（t distribution），χ^2 分布（χ^2 distribution），および，F 分布（F distribution）などの理論的確率分布を利用する．

一歩進んだ統計学　　　　(￣￣;) → ＼(o ￣▽￣ o)／

⑥ 自由度

　推測統計では，データ数 n を，自由度（degree of freedom，df）という値に置き換えなければなりません．自由度とは，独立に変動しうる変量の個数です．

　例えば，平均値の計算では，どのデータもすべて，どのような値でも取り得ます．つまり，自由度＝データ数ですから，平均値は記述統計で用いた計算式で求められます（☞第 8 章．データの中心を表す指標）．

　ところが，分散の計算では，既に求めた平均値を用いるので，全データのうち最後の 1 つは，他のデータの値が決まれば必然的に決まってしまいます．つまり，自由度はデータ数より 1 つ少なくなります．

　したがって，推測統計では，n － 1 で割った不偏分散（unbiased variance）を用います．

$$V = \frac{(x_1-\bar{x})^2 + (x_2-\bar{x})^2 + \cdots + (x_n-\bar{x})^2}{n-1}$$

Excel 関数：*VAR（配列）*

不偏分散から求めた標準偏差は，

$$SD = \sqrt{\frac{(x_1-\bar{x})^2 + (x_2-\bar{x})^2 + \cdots + (x_n-\bar{x})^2}{n-1}}$$

Excel 関数：*STDEV（配列）*

第17章 正規分布　*147*

> 統計学のための Excel 講座♥

⑨確率密度関数の使い方

　Excel で正規分布や正規分布から派生した分布の確率密度関数を使うには，それぞれの関数の引数のルールに気を付ける必要があります．

1) *NORM.DIST（x, 平均, 標準偏差, 関数形式）*：正規分布の確率を求める関数[*1]

　母平均値，$\mu = 30$，母標準偏差，$\sigma = 5$ の正規分布に従うデータ，x の，$\mu - \sigma$ から $\mu + \sigma$ の範囲の曲線下面積を求めてみましょう．

　① x = 25（$\mu - \sigma$ に相当）での $-\infty$ から x までの累積確率を求める．
　　NORM.DIST（25, 30, 5, true）= 0.1587

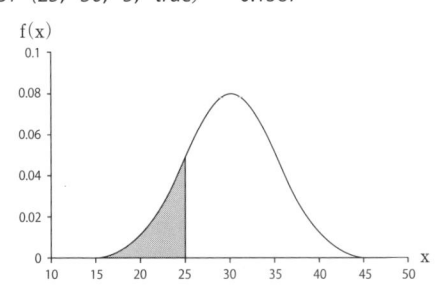

　② x = 35（$\mu + \sigma$ に相当）での $-\infty$ から x までの累積確率を求める．
　　NORM.DIST（35, 30, '5, true）= 0.8413

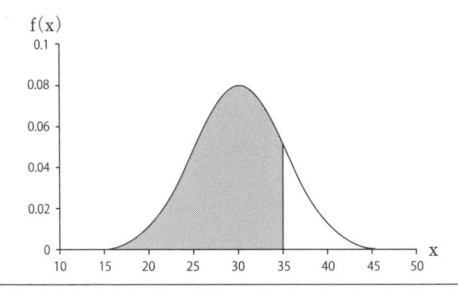

＊1　累積確率を求める場合，関数形式は "true" とする．

②から①を引いて，x が 25 〜 35 の範囲（$\mu - \sigma$ から $\mu + \sigma$ に相当）の累積確率を求める

0.8413 − 0.1587 ＝ 0.6826

この範囲（灰色の部分）には，データ全体の 68.3％が含まれます（☞図 17-1）．

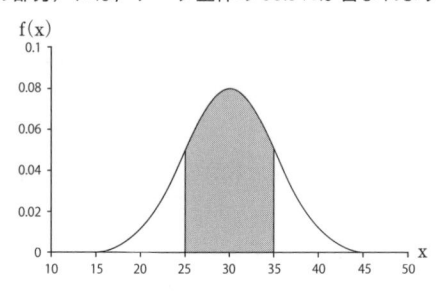

2) **NORM. INV（確率, 平均, 標準偏差）：NORM. DIST（x, 平均, 標準偏差, 関数形式）の逆関数**

累積確率が① 0.1587，および，② 0.8413 の場合の x の値を求めてみましょう．

① NORMINV（0.1587, 30, 5）＝ 25
② NORMINV（0.8413, 30, 5）＝ 35

3) **NORM. S. DIST（z, 関数形式）：標準正規分布の確率を求める関数**[*2]

z 値が，①− 2（$\mu - 2\sigma$ に相当），および，② 2（$\mu + 2\sigma$ に相当）の場合の，−∞から z までの累積確率を求め，− 2 から＋ 2 の範囲の曲線下面積を求めてみましょう．

① NORM. S. DIST（− 2, true）＝ 0.0228
② NORM. S. DIST（＋ 2, true）＝ 0.9773
②−①　0.9773 − 0.0228 ＝ 0.9545

＊2　NORM. DIST（x, 平均, 標準偏差, 関数形式）において，平均＝ 0，標準偏差＝ 1，関数形式＝ true とした場合と同じ結果が得られる．

zが−2〜+2の範囲（灰色の部分）には，データ全体の95.5%が含まれます（☞図17-1）．

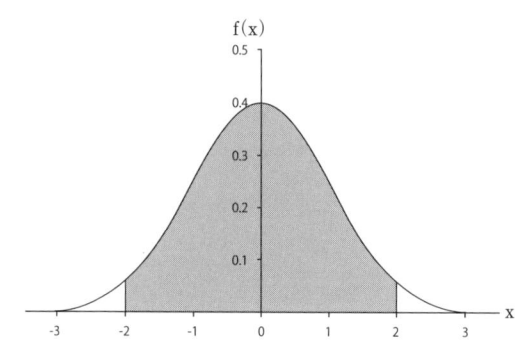

標準正規分布を利用して，有意水準5%で統計学的仮説検定を行う場合は，両裾の曲線下面積（白色の部分）がP値です．P＝2×[1 − *NORM. S. DIST* (z, true)] < 0.05なら，有意差があると判断します（☞第19章．P値【数値例19-1】）．

4）*NORM. S. INV*（確率）：*NORM. S. DIST*（z, 関数形式）の逆関数

曲線下面積が0を挟んでちょうど0.95（95%）になる値を求めるには，両裾から0.025（2.5%）ずつ取り除いた曲線下面積になるような，負の方向のz値，① $z\left(1-\dfrac{0.05}{2}\right)$ と，正の方向のz値，② $z\left(1+\dfrac{0.05}{2}\right)$ を求めます（☞第18章．信頼区間【数値例18-2】）．

① $z\left(1-\dfrac{0.05}{2}\right)$：*NORM. S. INV* (0.025) ＝ − 1.9600

② $z\left(1+\dfrac{0.05}{2}\right)$：*NORM. S. INV* (0.975) ＝ 1.9600

5) *T. DIST（x, 自由度, 関数形式）*：t 分布の確率を求める関数[*3]

自由度（df）= 38 の t 分布において，x が，①− 2，および，② 2 の場合の，−∞ から z までの累積確率を求め，− 2 から＋ 2 の範囲の曲線下面積を求めてみましょう．

① *T. DIST（− 2, 38, true）*= 0.0263
② *T. DIST（＋ 2, 38, true）*= 0.9737
②−①　0.9737 − 0.0263 = 0.9473

t 分布を利用して，有意水準 5％で統計学的仮説検定を行う場合は，両裾の曲線下面積が P 値です．P = 2 ×［1 − *T. DIST（x, df, true）*］＜ 0.05 なら，有意差があると判断します（☞第 20 章．2 群間での比較のための検定法【数値例 20-1】）．

6) *T. INV（確率, 自由度）*，：*T. DIST（x, 自由度, 関数形式）*の逆関数[*4]

曲線下面積が 0 を挟んでちょうど 0.95（95％）になる値を求めるには，両裾から 0.025（2.5％）ずつ取り除いた曲線下面積になるような，負の方向の t 値，① $t\left(1 - \frac{0.05}{2}\right)$ と，正の方向の t 値，② $t\left(1 - \frac{0.05}{2}\right)$ を求めます（☞第 18 章．信頼区間【数値例 18-1】）．

① $t\left(1 - \frac{0.05}{2}\right)$：*T. INV（0.025, 38）*= − 2.0096
② $t\left(1 - \frac{0.05}{2}\right)$：*T. INV（0.975, 38）*= 2.0096

[*3] Excel 2007 以前のバージョンと互換性のある *TDIST（x, 自由度, 分布の指定）*では，片側確率か，両側確率かを指定とするが，Excel 2010 以降に統計関数として加えられた *T. DIST（x, 自由度, 関数形式）*では，関数形式を true とすれば，*NORM. S. DIST（z, 関数形式）*と同様，−∞から x までの累積確率が返される．

[*4] Excel 2007 以前のバージョンと互換性のある TINV（確率，自由度）では，「確率」は両側確率を引数とするが，Excel 2010 以降に統計関数として加えられた T. INV（確率, 自由度）では，「確率」は片側確率を引数とする．

7) **CHIDIST（x, 自由度）：χ^2 分布の確率を求める関数**

x から＋∞ までの累積確率を求めます．データが自由度，1 の χ^2 分布に従うとすると，x が 2.634 の場合の確率（灰色の部分）は，

CHIDIST（2.634, 1）＝ 0.105

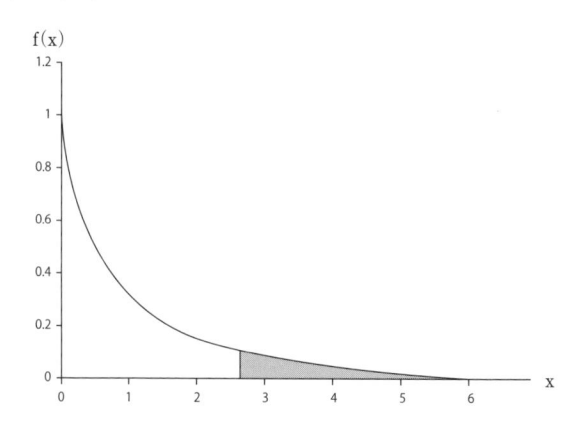

χ^2 分布を利用して，有意水準 5％ で統計学的仮説検定を行う場合は，この曲線下面積が P 値です．P ＜ 0.05 なら，有意差があると判断します（☞第 20 章．2 群間での比較のための検定法【数値例 20-2】）．

第18章 信頼区間

母集団の値がわからない調査

　第16章では，A病院が「全国の病院を代表する病院」であるという仮定の下でアンケート調査を想定しました．受療行動調査という大規模な標本調査によって，「全国の病院」という母集団における「真の値」が高い精度で推測できていますから，「はい」／「いいえ」の母比率，$p = 0.5$ を中心とした確率分布を用いて，A病院における標本誤差を扱うことができました．

　しかし，公的機関などによる大規模調査はそれほど頻回には行われません．したがって，「真の値」がわかっている母集団はごく少ないのです（既に「真の値」がわかっているなら，新たな調査をする必要がないとも言えます）．

　費用も人手も限られている学術機関や民間の調査の多くは，データ数がせいぜい数十から数百程度です．そのような小規模な調査から，できるだけ多くの人々にあてはめられるような普遍性のある結論を引き出すことができるのでしょうか？

信頼区間とは

　母集団の値がわからない調査や実験の結果の，信頼性の指標として用いられるのが信頼区間（confidence interval, CI）です．信頼区間を求めることを区間推定（interval estimation）といいます．

　信頼区間とは，母数（真の値）が存在すると思われる範囲を表しています．

信頼区間にどの程度の確率で母数が含まれるかを表す値を信頼係数（confidence coefficient）と呼び，医療分野では95％信頼区間がよく用いられます．

> 基本的な統計用語
>
> **95％信頼区間**（confidence interval，CI）：95％の確率で母数（真の値）が含まれている区間．

95％の確率で含まれているとは，「同じ調査や実験を20回繰り返したら，19回分の信頼区間に母数が含まれている」ということです．20回も調査を繰り返すというのは非現実的ですが，第16章で行ったコイン投げのように，頭の中だけで十分です．

標本調査では，標本抽出の度に選ばれる調査対象が変わり，偶然誤差が生じます．たった1回しか行わない調査が，どのような結果になるかやってみなければわかりません．偶然，「真の値」を含んでいないこともあり得ます（**図18-1**）．

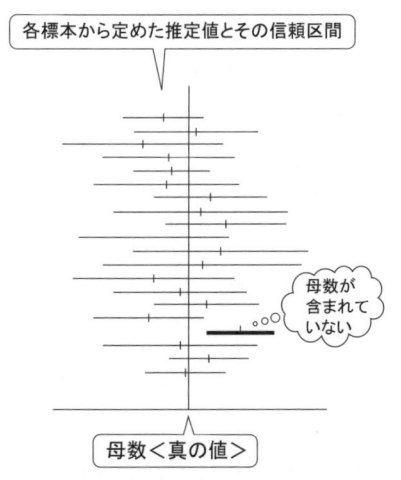

図 18-1　同じ調査や実験を20回繰り返したら

信頼区間の計算

信頼区間という概念はやや難解ですが，求め方は単純です．
1) 統計量の標準誤差（SE）を求める（☞一歩進んだ統計学．[7] 統計量の分布）．
2) 特定の理論的確率分布を利用して，曲線下面積がその統計量を挟んでちょうど95%になる値を求める．
3) 両者を掛けて，信頼区間の下限値と上限値を求める．

母平均値の信頼区間

第6章で用いた年齢のデータから，患者の年齢の母平均値の95%信頼区間を求めてみましょう．平均値の信頼区間の算出にはt分布を利用します（**図18-2**）．

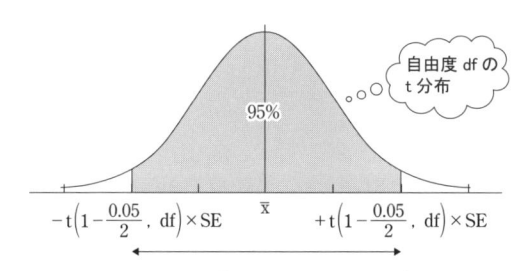

図 18-2　母平均値，μ の95%信頼区間

下限: $-t\left(1-\frac{0.05}{2}, df\right) \times SE$，上限: $+t\left(1-\frac{0.05}{2}, df\right) \times SE$

表18-1　特定の1日に，ある医院を受診した患者（50人）の年齢（架空データ，表6-4再掲）

No.	年齢(歳)	No.	年齢(歳)	No.	年齢(歳)	No.	年齢(歳)	No.	年齢(歳)
1	22	11	25	21	35	31	25	41	42
2	28	12	19	22	26	32	21	42	28
3	26	13	25	23	33	33	24	43	29
4	35	14	27	24	24	34	37	44	29
5	30	15	31	25	20	35	41	45	37
6	41	16	23	26	29	36	37	46	23
7	35	17	36	27	18	37	30	47	30
8	33	18	21	28	45	38	22	48	24
9	21	19	34	29	19	39	31	49	26
10	32	20	40	30	27	40	39	50	39

【数値例18−1】

ある医院を受診した患者の年齢（表18-1）の母平均値の95％信頼区間を求める．

まずデータの平均値，$\bar{X}$ と標準偏差，SD を求めておく．

$\bar{X}$：29.48
  Excel 関数：*AVERAGE（配列）*

SD：6.958
  Excel 関数：*STDEV（配列）* [*1]

1) 平均値の標準誤差を求める．

$$SE = \frac{SD}{\sqrt{n}}$$

$$= \frac{6.958}{\sqrt{50}} = 0.984$$

2) t分布を利用．*T. INV（確率，自由度）* を用いて，曲線下面積がその平均値を挟んでちょうど95％になる値，$t\left(1 - \frac{0.05}{2}, df\right)$を求める[*2]．

  df = n − 1
    = 50 − 1 = 49

  T. INV(0.05, 49) = 2.010

[*1] 標準偏差を求める式（☞一歩進んだ統計学．⑥自由度）が，記述統計で用いたもの（☞第9章．データの散らばりの指標）と異なっていることに注意．

[*2] *T. INV（確率，自由度）* の使い方は，統計学のための Excel 講座．⑨確率密度関数の使い方．6) p.150 を参照．

3) 母平均値，μ の95%信頼区間の下限値と上限値を求める．

下限：$\overline{X} - t\left(1 - \dfrac{0.05}{2},\ df\right) \times SE$
$= 29.48 - 2.010 \times 0.984 = 27.5$（歳）

上限：$\overline{X} + t\left(1 - \dfrac{0.05}{2},\ df\right) \times SE$
$= 29.48 + 2.010 \times 0.984 = 31.5$（歳）

この医院を訪れる患者の年齢の母平均値は，95%の確率で27.5〜31.5歳と推定できます．

データ数を増やすと

もし，500人のデータから推定した平均値と標準偏差が同じ値であったとすると，

$$SE = \dfrac{6.958}{\sqrt{500}} = 0.311$$

T.INV(0.05, 499) $= 1.965$

したがって，

下限：$29.48 - 1.965 \times 0.311 = 28.9$（歳）
上限：$29.48 + 1.965 \times 0.311 = 30.1$（歳）

データ数を増やすと95%信頼区間は狭まります．データ数が少ないと，極端な値を持つデータの影響を受けて，母数とはかけ離れた推定値が得られる可能性がありますが，データ数を増やせばそのようなデータの影響が薄まり，その分，推定値（29.48歳）の信頼度が高まると考えることができます．

母比率（割合）の信頼区間

平均値と同様の方法で，標準正規分布を利用して比率（割合）の信頼区間を求めることができます（図18-4）．

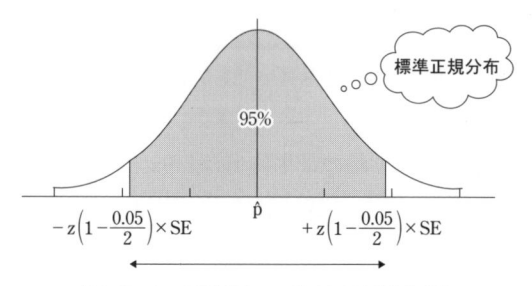

図18-4 母比率，pの95％信頼区間

ある医院（B医院としましょう）を訪れた患者に，「この医院に満足していますか」という質問をして，「はい」/「いいえ」の2者択一で答えてもらった架空データ（表18-2）を用います．

第16章では，A病院が「全国の病院を代表する病院」であると仮定しましたが，B医院にはそのような仮定は設けません．母集団は未知です．

表18-2 特定の1日に，B医院を受診した患者（50人）の満足度（架空データ）

No.	回答	No.	回答	No.	回答	No.	回答	No.	回答
1	はい	11	いいえ	21	いいえ	31	いいえ	41	いいえ
2	いいえ	12	はい	22	はい	32	いいえ	42	いいえ
3	はい	13	いいえ	23	はい	33	はい	43	はい
4	はい	14	いいえ	24	いいえ	34	はい	44	いいえ
5	いいえ	15	はい	25	いいえ	35	いいえ	45	いいえ
6	はい	16	はい	26	はい	36	いいえ	46	はい
7	いいえ	17	はい	27	いいえ	37	いいえ	47	はい
8	はい	18	いいえ	28	はい	38	はい	48	はい
9	はい	19	はい	29	いいえ	39	はい	49	はい
10	はい	20	いいえ	30	いいえ	40	はい	50	はい

【数値例18-2】

B医院を受診した患者の,「この医院に満足していますか」という質問に対する,「はい」の母比率（表18-2）の95%信頼区間を求める.

まず「はい」と「いいえ」の度数を数え,「はい」比率, $\hat{p}_{yes}$を求めておく.

$$\hat{p}_{yes} = \frac{27}{50} = 0.54$$

1) 比率の標準誤差を求める.

比率の標準誤差は以下の式で表すことができる（数学的な説明は略）.

$$SE = \sqrt{\frac{\hat{p}_{yes}(1-\hat{p}_{yes})}{n}}$$

$$= \sqrt{\frac{0.54(1-0.54)}{50}} = 0.070$$

2) 標準正規分布を利用[*3]. NORM.S.INV（確率）を用いて, 曲線下面積がその比率を挟んでちょうど95%になる値, $z\left(1-\frac{0.05}{2}\right)$を求める[*4].

NORM.S.INV（0.975）= 1.960

3) 「はい」の母比率, p_{yes}の95%信頼区間の下限値と上限値を求める.

下限： $\hat{p}_{yes} - z\left(1-\frac{0.05}{2}\right) \times SE$

$= 0.54 - 1.960 \times 0.070 = 0.402$

[*3] 2者択一の回答の出現率は2項分布に従うので, 正規分布に近似することができる（☞第16章. 確率, 図16-5 p.134）.
[*4] NORM.S.INV（確率）の使い方は, 統計学のためのExcel講座. ⑨確率密度関数の使い方. 4) p.149）を参照.

上限：　$\hat{p}_{yes} + z\left(1 - \frac{0.05}{2}\right) \times SE$

$= 0.54 + 1.960 \times 0.070 = 0.678$

B医院を訪れる患者のうち，40.2〜67.8％が満足していると95％の確率で推定できます．もし，500人のデータから0.54（54％）が満足という同じ結果が得られたとしたら，95％信頼区間は，49.6〜58.4％と狭まり，推定値（54％）の信頼度が高まります．

さまざまな統計量の信頼区間

平均値や比率（割合）だけでなく，相関係数，回帰係数，中央値，分散など，どのような統計量にも標準誤差（SE）が計算できます．さらに，2群間でデータを比較する場合，平均値の差や比率（割合）の差の標準誤差（SE）を求めることもできます．したがって，どのような統計量に対しても，その標準誤差（SE）と，それが従う理論的確率分布を利用して信頼区間を計算することができます．

● まとめ ●

信頼区間（confidence interval, CI）とは，母数（真の値）が存在すると思われる範囲を表す．母集団の値がわからない調査や実験の結果の信頼性の指標として用いられる．信頼区間を求めることを区間推定（interval estimation）という．医療分野では95％信頼区間がよく用いられる．

平均値や比率（割合）をはじめ，どのような統計量に対しても母数の信頼区間を求めることができる．

一歩進んだ統計学　(￣￣;) → ＼(o￣▽￣o)／

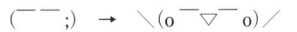

7 統計量の分布

　信頼区間を求めるには，母集団からの標本抽出を何回も繰り返して求めた「統計量の分布」という概念を用います．例えば，何らかの数値データの平均値を求めたとしたら，少しずつ値の異なる標本平均値の集合が得られるはずです．したがって，「標本平均値の分布」というものを考えることができます．
　標本平均値はいったいどんな形に分布しているのでしょうか？

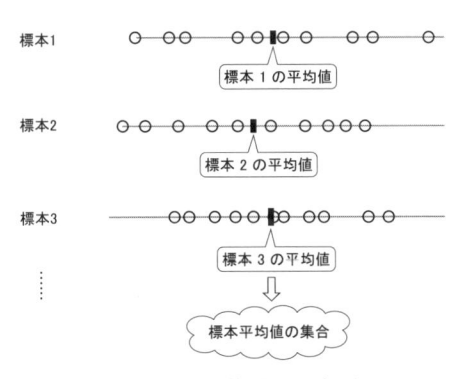

図 18-3　標本平均値の分布型は？

　確率分布の収束に関する確率論の大定理である中心極限定理（central limit theorem）がその答を与えてくれます．
　データ数が大きければ，母集団の分布型にかかわらず，「標本平均値の分布」は正規分布に従います．母集団が，母平均値，μ，母標準偏差，σ の正規分布，$N(\mu, \sigma^2)$ であることが分かっている場合は，データ数，n の標本平均値，$\overline{X}$ は，正規分布，$N(\mu, \dfrac{\sigma^2}{n})$ に従います．
　中心極限定理の数学的な説明はかなり難解なので，ここでは平均値を求めれば極端に小さなデータや大きなデータの影響が出にくくなり，「標本平均値の分布」は「データの分布」より広がりが減るため，標本平均値の分散はデータの分散，σ^2 より小さくなると直観的に理解しておきましょう．

ここで思い出していただきたいことは，通常は，母集団の値はわからないということです．母標準偏差，σの値は分からないのです．そこで，この値を，標本標準偏差，SD で代用します．「標本平均値の分散」は $\frac{SD^2}{n}$，「標本平均値の標準偏差」は $\frac{SD}{\sqrt{n}}$ です．

　標本平均値の標準偏差，$\frac{SD}{\sqrt{n}}$ のことを，「平均値の標準誤差（standard error, SE）」と呼んでいます．平均値だけでなく，比率（割合）や相関係数，回帰係数，中央値，分散など，どのような統計量に関しても標準誤差（SE）が計算できます． 〈参考文献3〉

第19章　P 値

統計学的仮説検定

推測統計で用いられる手法として，前章では，信頼区間を用いた区間推定について述べましたが，本章では，もう1つの手法，P値（P value）を用いた統計学的仮説検定（statistical hypothesis testing）について述べます．

帰無仮説と対立仮説

統計学的仮説検定では，事前に，2つの仮説を設定します．

> 基本的な統計用語
> **帰無仮説（null hypothesis）**：「自分の説を否定した説」
> **対立仮説（alternative hypothesis）**：「自分の説」

帰無仮説が間違っていることを統計学的に証明して，自分の説が正しいと主張します．

前章の架空のB医院での「はい」/「いいえ」の2者択一の満足度調査（表18-2）では，54％が「はい」と回答しました．「はい」が「いいえ」より少し多いようですが，両者の比率に差があるでしょうか？

これを検定するには，以下のように帰無仮説と対立仮説を立てます．

帰無仮説：「はい」と「いいえ」の比率に差がない（Y = N）
対立仮説：「はい」と「いいえ」の比率に差がある（Y ＞ N，または，Y ＜ N）

注意しなければならないことは，帰無仮説と対立仮説は，事前に（データを得る前に），すべての可能性が含まれるように立てなければならないということです．帰無仮説と対立仮説以外の第三の可能性はありません．

両側検定と片側検定

帰無仮説（Y = N）が間違っていれば，これを棄却して，対立仮説（Y ＞ N，または，Y ＜ N）を採択します．つまり，得られる結論は，「はい」と「いいえ」の比率に「差がない」（Y = N）か，「差がある」（Y ≠ N）かだけです．どちらの比率が高いかは，実際に得られた比率の値を見て，事後的に判断することになります．これを両側検定（two-tailed test）といいます．

以下のように対立仮説を立てることもできます．

帰無仮説：「はい」と「いいえ」の比率に差がない（Y = N）
対立仮説：「はい」は「いいえ」より比率が高い（Y ＞ N）

これを片側検定（one-tailed test）といいます．

片側検定の方が合理的なように見えますが，医療分野では，ほとんどの場合，両側検定を行います．なぜなら，事前に（データを得る前に），「Y ＜ N の可能性が全くない」ということを知るのは困難だからです．たとえ予備調査などにより予想がついていたとしても，それはあくまでも主観的な見方に過ぎません．また，「知りたいのは Y ＞ N かどうかであって，Y ＜ N には興味がない」という理由で片側検定を選ぶのも不適切です．

統計学は主観や意図，思い込み，利害関係などをすべて排除し，すべての人が客観的に判断できる指標を提供するための道具です．間違った情報を発信することにより引き起こされる科学的，社会的な害や不利益を極力少なくするということを優先させなければなりません．

α過誤とβ過誤

統計的仮説検定は，α過誤（α error）および，β過誤（β error）という2種類の過誤を犯す危険をはらんでいます．

> 基本的な統計用語
> **α過誤（α error）**：帰無仮説が正しいにもかかわらず棄却してしまう過誤
> **β過誤（β error）**：帰無仮説が正しくないにもかかわらず帰無仮説を棄却しない過誤

アワテモノの過誤

頭が混乱しそうな定義ですね．一般的には，有意差が出てほしい，というのが検定を行う人の心理ですから，α過誤とは，差がないにもかかわらず，差がある，と言ってしまう「アワテモノの過誤」と覚えましょう．

例えば，「はい」と「いいえ」の比率の差は実際には存在しないにもかかわらず，そのような差が偶然に出る確率です．このような推測の不確かさをどの程度容認するか，折合いを付けて自分の説を主張しなければなりません．前もって，α過誤率が5％以下で有意，などと有意水準（significance level）を決めておく習慣があります．

α過誤率はP値として計算されます．例えば，P値が0.05（5％）以下だった場合，帰無仮説が正しいにもかかわらず，そのような差が見られるのは，調査や実験を何回も繰り返したとすると，20回に1回以下しか起こらない稀なことであり，常識的には，偶然の産物とは考えにくいと判断します．

> 基本的な統計用語
> **P値（P value）**：α過誤率．0から1までの値をとり，0に近いほど，帰無仮説は間違っている（自説が正しい）可能性が高くなる．

ボンヤリモノの過誤

一方，β過誤は検定法の検出力（power）と関係しています（検出力 = 1 − β）．β過誤率が大きいと，検出力が小さくなり，例えば，実際に「はい」と「いいえ」に差があっても，それを検出できなくなります．欲しいものが目の前にあるにもかかわらず，それが見えない「ボンヤリモノの過誤」ですね．

β過誤率は，前もって値を設定することができません．一定の α 過誤率とデータ数の下では，データにどの程度の差が出るかによって変化します．「あるはずの差」を確実に検出し，自説を主張するためには，必要最小限のデータ数を確保し，β過誤率を一定の値以下に抑えなければなりません．

比率（割合）の検定

では，B医院でのアンケート調査の結果を検定してみましょう．

【数値例19-1】

B医院を受診した患者の，「この医院に満足していますか」という質問に対する，「はい」と「いいえ」の比率（表18-2）に差があるかどうか，有意水準5%で，両側検定する．

両側検定の場合，以下のような仮説を立てます．

帰無仮説：「はい」と「いいえ」の比率に差がない．
対立仮説：「はい」と「いいえ」の比率に差がある．

まず「はい」と「いいえ」の度数を数え，「はい」比率，$\hat{p}_{yes}$を求めておく．

$$\hat{p}_{yes} = \frac{27}{50} = 0.54$$

帰無仮説が正しい場合，各患者が「はい」と答える確率は，

$$p = \frac{1}{2} = 0.5$$

1) 帰無仮説が正しい場合の比率の標準誤差は以下の式で表すことができる（☞【数値例18-2】）．

$$SE = \sqrt{\frac{p(1-p)}{n}}$$

$$= \sqrt{\frac{0.5(1-0.5)}{50}} = 0.071$$

2）「はい」の比率，$\hat{p}_{yes}$を確率変数（x）として，z値を求める．

$$z = \frac{x - p}{\sqrt{\frac{p(1-p)}{n}}}$$

$$= \frac{0.54 - 0.50}{\sqrt{\frac{0.5(1 - 0.5)}{50}}} = \frac{0.04}{0.071} = 0.566$$

3）標準正規分布を利用．*NORM.S.DIST（z, 関数形式）*を用いてP値を求める*．有意水準5％で検定．

P = 2 × [1 − *NORM.S.DIST（z, true）*]

　 = 2 × [1 − *NORM.S.DIST（0.566, true）*]

　 = 2 × (1 − 0.714) = 0.572

有意水準5％で，「はい」と「いいえ」の比率に差はありません（P = 0.572）．

信頼区間とP値の関係

　同じ理論的確率分布（この場合は標準正規分布）を用いて，95％信頼区間と，有意水準5％での仮説検定を行うと，同じ結論が得られます．

　95％信頼区間に，「はい」と「いいえ」が同比率であることを示す0.5（50％）が含まれていると，P値は0.05以上となり，有意差は検出できません．（**数値例18-2**）では，95％信頼区間 0.402 ～ 0.678 に 0.5 が含まれており，**数値例19-1**のP値は0.572なので有意差はない）．

　95％信頼区間に 0.5 が含まれなくなるまで，データ数を増やして信頼区間を狭めると，P値は 0.05 以下となり，有意水準5％で，「はい」と「いいえ」の差が検出できます．

---

* *NORM.S.DIST（z, 関数形式）*の使い方は，統計学のためのExcel講座．⑨確率密度関数の使い方．3) p.148を参照．

> **まとめ**
>
> 　統計学的仮説検定（statistical hypothesis testing）では，事前に，帰無仮説（null hypothesis）と対立仮説（alternative hypothesis）を設定し，帰無仮説が間違っていることを証明できれば，対立仮説を採択する．
>
> 　統計的仮説検定は，α過誤（α error）およびβ過誤（β error）という2種類の過誤を犯す危険をはらんでいる．P値（P value）とはα過誤率のことであり，0に近いほど帰無仮説は間違っている，すなわち，主張したい説である対立仮説が正しい可能性が高くなる．データ数が多いほどβ過誤率は小さくなり，「あるはずの差」を確実に検出することができる．

第20章　2群間での比較のための検定法

2群間の比較とは

　前章では，比較的少数のデータから普遍性のある結論を引き出す推測統計の手法として，統計学的仮説検定の概要を示しましたが，本章では，仮説検定が頻繁に利用される2群間の比較について説明します．

　医療分野における2群間比較の中で最も多いのが，対象者を，何らかの処置をした群と，別の処置をした（無処置の場合もある）群に分けて，2つの処置の効果を比較するという研究です．

　標本調査とは異なり，対象者を2つの群に偏りなく割り付けるという操作が必要です．これをランダム割り付け（random allocation）と呼びます．元々は1つの母集団に属している対象を，2つの群に割り付けて，処置後に，あたかも別々の母集団からランダム抽出された標本であるかのように扱うのです．

　群間で差があれば，2つの群は別々の母集団であると考え，2つの母集団に差があると結論します．群間で差がなければ，処置後も，対象は1つの母集団に属していると考えます．

t 検定

　2群間で，連続量データの平均値の比較に用いる検定法を，単に「t 検定」と呼ぶことが多いのですが，t 検定（t test）とは t 分布（t distribution）を利用する検定法の総称です．同様に χ^2 検定（χ^2 test）とは χ^2 分布（χ^2

distribution) を利用する検定法の総称です．

t検定は母集団が正規分布に従うと仮定する検定法[*1]の1つです．ただし，ある程度データ数が多ければ（数十例程度），正規分布から逸脱したデータであっても，検定結果にあまり影響がないとされているのでそれほど厳密な正規性は要求されません．

2群間比較の代表的な検定法である対応のないt検定（unpaired t test）では，さらに，2群のデータのばらつきが等しく（等分散性），データが別々の個体から採られていること（独立性）が前提条件となっています．この条件が満たされないデータにはそれぞれ異なったt検定を用いる必要があります（**表20-1**）．

表20-1　さまざまなt検定

検定法名	各群のデータの前提条件		
	正規性	等分散性[*2]	独立性
対応のないt検定（unpaired t test）[*3]	○	○	○
ウェルチのt検定（Welch's t test）[*4]	○	×	○
対応のあるt検定（paired t test）[*5]	—	—	×

対応のないt検定の手順

両側検定の場合，以下のような仮説を立てます．

　帰無仮説：両群間で母平均値に差はない．

　対立仮説：両群間で母平均値に差がある．

[*1] 母集団が正規分布に従うと仮定する検定法をパラメトリック検定法（parametric test）と呼ぶ．これに対して，母集団が正規分布に従うという仮定を設けない検定法をノンパラメトリック検定法（non-parametric test）と呼ぶ．後者は連続量データだけでなく，順序カテゴリデータの比較にも用いることができる．

[*2] 2群の等分散性を確認するには，分析ツール［F検定：2標本を使った分散の検定］を利用．

[*3] 分析ツール［t検定：等分散を仮定した2標本による検定］を利用．

[*4] 分析ツール［t検定：分散が等しくないと仮定した2標本による検定］を利用．

[*5] 同一個体から得た2つのデータの平均値を比較するには，分析ツール［t検定：一対の標本による平均の検定］を利用．

帰無仮説が正しい（群間に差がない）と仮定した時，実際に得られた両群のデータの平均値の差が，誤差の範囲とは考えにくい程大きいかどうかを検定します．一定限度を超える差が見られた場合は，帰無仮説を棄却し，両群の母平均値の間に差があると結論づけます．得られたデータの平均値を見て，事後的に，どちらの群の平均値が大きいかを判断することになります．

【数値例20-1】

薬剤A投与群と薬剤B投与群間で，検査値Tの平均値（表20-2）に差があるかどうか，有意水準5％で，両側検定する．

表20-2 2群の検査値Tの値（架空データ）

ID	A群	B群	ID	A群	B群
1	123	134	11	184	128
2	170	164	12	144	121
3	186	115	13	138	145
4	170	156	14	152	130
5	174	133	15	150	118
6	148	162	16	142	168
7	152	146	17	200	143
8	164	140	18	144	155
9	128	110	19	154	129
10	165	198	20	148	134

まず両群のデータの平均値，$\bar{X}$ と標準偏差，SD を求めておく．

$\bar{X}$：A群：156.80，B群：141.45

Excel関数：*AVERAGE（配列）*

SD：A群：19.67，B群：21.24

Excel関数：*STDEV（配列）*

1) 2つの標本平均値の差，d を求める．

$$d = |\bar{X}_A - \bar{X}_B|,$$

$$= |\ 156.80 - 141.45\ | = 15.35$$

2) d の標準誤差，SE_d を求める（数学的な説明は略）．

$$SE_d = \sqrt{\left(\frac{(n_A-1) \times SD_A^2 + (n_B-1) \times SD_B^2}{n_A + n_B - 2}\right) \times \left(\frac{1}{n_A} + \frac{1}{n_B}\right)}$$

$$= \sqrt{\left(\frac{(20-1) \times 19.67^2 + (20-1) \times 21.24^2}{20+20-2}\right) \times \left(\frac{1}{20} + \frac{1}{20}\right)} = 6.47$$

3) t 値を求める．

$$t = \frac{d}{SE_d}$$

$$= \frac{15.35}{6.47} = 2.371$$

4) 利用する t 分布の自由度，df を求める．

$$df = n_A + n_B - 2$$
$$= 20 + 20 - 2 = 38$$

5) t 分布を利用．*T. DIST (x, 自由度, 関数形式)* を用いて，両側検定による P 値を求める[*6]．

$P = $ *T. DIST(2.371, 38, true)*

$= 0.0229$

有意水準 5％ で，薬剤 A 投与群の方が薬剤 B 投与群より，検査値 T の母平均値が高い（P = 0.0229）と言えます．

[*6] *T. DIST (x, 自由度, 関数形式)* の使い方は，統計学のための Excel 講座．⑨確率密度関数の使い方．5) p.150 を参照．分析ツール [t 検定：等分散を仮定した 2 標本による検定] を利用すれば，1) 〜 5) の計算が自動的に行われる．

χ^2 検定

2値データ(例,有効／無効」)や,順序のないカテゴリデータ(例,A型,B型,AB型,O型)は,各カテゴリの出現度数(人数,個数など)を比較します.群間の順序の有無や,各群のデータが別々の個体から採られているか否かで,異なった手法を選択しなければなりません(**表20-3**).

いずれの χ^2 検定も「分析ツール」には含まれていません.傾向性の χ^2 検定およびマクニマ検定(これも χ^2 検定の1種)に関しては成書を参考にしてください.　　　　　　　　　　　　　　　　　　　　　　　〈参考文献7〉

表20-3　さまざまな χ^2 検定

検定法名	群間の順序の有無	各群のデータの独立性
独立性の χ^2 検定 (χ^2 test for independence)	順序がない(例,試験薬A群,B群,C群,…)	独立データ
傾向性の χ^2 検定 (χ^2 test for trend)	順序がある(例,低用量群,中用量群,高用量群)	独立データ
マクニマ検定 (McNemar test)	2群間	対応のあるデータ

独立性の χ^2 検定の手順

両側検定の場合,以下のような仮説を立てます.

　帰無仮説:群間で各カテゴリの出現率に差はない.

　対立仮説:群間で各カテゴリの出現率に差がある.

各カテゴリの出現度数は分割表(contingency table)としてまとめます(☞第11章.2種類のデータの関係).

薬剤A投与群と薬剤B投与群との間で,有効と無効(2値データ)の例数を比較する場合,観測度数(observed frequency,O)を以下のようにまとめます(**表20-4**).

表20-4 観測度数（O）の分割表

	無効	有効	合計
A群	a	c	a + c
B群	b	d	b + d
合計	a + b	c + d	a + b + c + d = n

(a, b, c, d, および, n は人数)

帰無仮説が正しい場合，群間で各カテゴリの出現率が等しくなりますから，有効／無効の出現率は両群を併合した時の値となるはずです．これを期待度数（expected frequency, E）と呼びます．

$$両群を併合した無効率 = \frac{(a+b)}{n}$$

$$両群を併合した有効率 = \frac{(c+d)}{n}$$

期待度数を分割表にまとめると，以下のようになります（**表20-5**）．

表20-5 期待度数（E）の分割表

	期待無効数	期待有効数	合計
A群	$\frac{(a+c) \times (a+b)}{n}$	$\frac{(a+c) \times (c+d)}{n}$	a + c
B群	$\frac{(b+d) \times (a+b)}{n}$	$\frac{(b+d) \times (c+d)}{n}$	b + d
合計	a + b	c + d	a + b + c + d = n

分割表の検定

χ^2検定では，すべてのセルに関して，観測度数と期待度数にどれほど開きがあるのかをχ^2分布（χ^2 distribution）を利用して検定します．ただし，χ^2分布は連続量の理論的確率分布であり，2値データやカテゴリデータなど，離散量に用いる場合は近似計算を行います．

すべてのセルの期待度数（E）が5以上という条件を満たさない場合はχ^2分布への近似が悪くなるので，イェーツの補正（Yates' correction）を行います．

【数値例20-2】

薬剤A投与群と薬剤B投与群間で，有効／無効数（表20-6）に差があるかどうか，有意水準5%で，両側検定する．

表20-6 効果の有無

ID	A群	B群
1	有効	無効
2	無効	有効
3	無効	有効
4	無効	無効
5	無効	有効
6	無効	有効
7	無効	無効
8	無効	無効
9	有効	有効
10	有効	無効
11	無効	有効

ID	A群	B群
12	無効	無効
13	有効	有効
14	有効	有効
15	無効	無効
16	有効	有効
17	無効	有効
18	無効	有効
19		有効
20		有効
21		無効
22		無効

1) 観察度数（O）と期待度数（E）を分割表としてまとめる（**表20-7，表20-8**）．

表20-7 観測度数（O）の分割表

	観察無効数	観察有効数	合計
薬剤A群	12	6	18
薬剤B群	9	13	22
合計	21	19	40

表 20-8　期待度数（E）の分割表

	期待無効数	期待有効数	合計
薬剤 A 群	$\dfrac{18 \times 21}{40} = 9.45$	$\dfrac{18 \times 19}{40} = 8.55$	18
薬剤 B 群	$\dfrac{22 \times 21}{40} = 11.55$	$\dfrac{22 \times 19}{40} = 10.45$	22
合計	21	19	40

2) χ^2 値を求める．各セルの O と E の差を 2 乗して期待値で割る．すべてのセルで同様の計算をして総和を求める．すべてのセルの期待度数が 5 以上なので，補正は不要[*7]．

$$\chi_2 = \sum \frac{(O-E)^2}{E}$$

$$= \frac{(12-9.45)^2}{9.45} + \frac{(6-8.55)^2}{8.55} + \frac{(9-11.55)^2}{11.55} + \frac{(13-10.45)^2}{10.45} = 2.634$$

3) 利用する χ^2 分布の自由度，df を求める．m×n 分割表の場合の自由度，df は，

$$df = (m-1) \times (n-1)$$
$$= (2-1) \times (2-1) = 1$$

4) χ^2 分布をを利用．*CHIDIST (x, 自由度)* を用いて，両側検定による P 値を求める[*8]．

$P = $ *CHIDIST (2.634, 1)*
$\quad = 0.105$

有意水準 5％で，薬剤 A 投与群と薬剤 B 投与群の有効率に差がない（P =

[*7] イェーツの補正（Yates' correction）を行う場合は，補正 $X_2 = \sum \dfrac{(|O-E|-0.5)^2}{E}$

[*8] *CHIDIST (x, 自由度)* の使い方は，統計学のための講座．⑨確率密度関数の使い方．7) p.151 を参照．

0.105) と言えます.

> **まとめ**
>
> 2群間で連続量データの平均値の比較に用いる t 検定（t test）は t 分布（t distribution）を利用する検定法の総称である．同様にカテゴリデータの出現率の比較に用いる χ^2 検定（χ^2 test）は χ^2 分布（χ^2 distribution）を利用する検定法の総称である．
> いずれの検定法も，2群のデータがどのように採られているかによって使い分ける必要がある．

統計ソフトの利用

Excel から統計ソフトへ

統計解析には統計ソフトが不可欠です．Excel は表計算ソフトと呼ばれ，統計ソフトではありませんが，多くの統計関数や「分析ツール」が備わっています．計算式を手入力する手間さえ惜しまなければ，かなり高度な解析を行うこともできますが，入力ミスが起こりやすいのであまり推奨できません．

「分析ツール」（データ分析）は基本的な統計解析手法が搭載されたアドインソフト（最初から Excel に組み込まれているプログラム）です．連続量に関しては多変量解析もできますが，カテゴリデータを解析する手法はほとんど含まれていません．本格的な統計解析ソフト導入の準備として使ってみるとよいでしょう．

統計ソフトを選ぶポイント

統計解析をすべてコンピュータに委ねることはできません．どの統計手法を選択するか，あるいは，出力された結果をどう解釈するかという部分は自分で行う必要があります．統計ソフトを選ぶ際には以下の点を考慮する必要があります．

1) 信頼性

統計解析の数値計算を自分で確認しながら行うのはほとんど不可能です．ソフトの作成者を信頼し，ブラックボックスのまま用いることになりますから信

頼性は最も重要なポイントです．

2) 含まれる解析手法

臨床研究は基礎研究に比べてデザインが複雑になりやすいため，多変量解析法や多重比較法など，多くの解析手法が必要になります．「医療分野でよく用いられている各種統計ソフトに含まれる主な解析手法」（表 A）を参照してください．

3) 操作の難易度

高度の解析手法を用いるには，ソフトの操作法を習得するのに時間がかかります．データ収集を始める前にソフトに精通しておくという努力も必要です．

4) 解説書

ヘルプ機能やソフトに付属しているマニュアルだけでは十分な理解が得られません．国内でよく用いられるソフトであれば，初心者向けのさまざまな解説書が市販されているので参考にするとよいでしょう．

A 医療分野でよく用いられている各種統計ソフトに含まれる
主な解析手法[*1]

統計ソフト	Excel 分析ツール	SPSS[*2]	JMP	Prism
最新 version	Excel 2013	Ver 22	Ver 11	Ver 6
開発・販売元	Microsoft	IBM	SAS Institute Inc.	GraphPad Software Inc.
ヒストグラム	○	○	○	○
正規性の検定	×	○	○	○
箱ひげグラフ	×	○	○	○
対応のない t 検定	○	○	○	○
ウェルチの t 検定	○	○	○	○
対応のある t 検定	○	○	○	○
多重比較法	×	○	○	○
(要因) 分散分析	○	○	○	○
反復測定分散分析	×	△	○	×
共分散分析	×	△	○	×
マン・ホイットニー検定	×	○	○	○
ウィルコクソン符号付き順位検定	×	○	○	○
クラスカル・ウォリス検定	×	○	○	○
フリードマン検定	×	○	×	○
独立性の χ^2 検定	×	○	○	○
フィッシャー直接確率法	×	○	○	○
マクニマ検定	×	○	×	×
傾向性 χ^2 検定	×	○	×	○
比率の区間推定	×	○	×	○
マンテル・ヘンツェル検定	×	○	○	×
ピアソンの相関	○	○	○	○
スピアマンの相関	×	○	○	○
偏相関	×	○	○	×
線形回帰分析	○	○	○	○
非線形回帰分析	×	□	○	○
ロジスティック回帰分析	×	□	○	×
カプラン・マイヤー生存曲線	×	△	○	○
ログランク検定	×	△	○	○
コックス比例ハザード回帰分析	×	△	○	×
コーエンの κ 係数	×	○	○	×
ROC 曲線	×	○	×	○

[*1] 最低限必要な統計量が出力されれば○とした.例えば,分析ツールで相関分析を行うとピアソンの相関係数の値のみが出力されるが,他のソフトでは相関係数の検定結果も同時に得られる.Prism の線形回帰分析は 2 変量解析に限られているが,他のソフトでは多変量解析も可能である.詳細はそれぞれのマニュアルを参照していただきたい.

[*2] SPSS は基本的な解析手法を含む SPSS Statistics と,いくつかのアドオンモジュールからなる.○:SPSS Statistics のみ,△:Advanced Statistics が必要,□:Regression が必要.

B 各統計ソフトの特徴

SPSS：大型計算機用として作られた汎用統計プログラムです．パソコン版ができてからは個人所有しているユーザーも少なくありません（SASも同様のプログラムですが，法人を対象としたレンタル制をとっています）．

通常はメニュー型として用いますが，エディターに直接コマンドを記述してプログラミングすることも可能です．基本的な統計処理を集めたSPSS Statistics（必須）に付け加えるオプションシステムがいくつかあります．Advanced Statistics と Regression があれば医療研究に用いるほとんどの統計解析が可能です．

JMP：SASが持っている豊富な機能をパソコン上で手軽に利用できるよう，操作性を重視して作られたメニュー型ソフト．データ数や解析手法が限定され軽量化されていますが，グラフ機能がSAS以上に充実しているのでデータの視覚的な探索に向いています．統計手法の誤用を防ぐため，データの尺度や役割から，用いる統計手法をソフトが自動的に判断するというメニュー構造になっています．

Prism：医療系の研究者の視点で開発されたメニュー型ソフト．グラフの作成が容易で，他のソフトに比べて非線形回帰機能が充実しているので，受容体のリガンド結合や酵素反応，薬物の用量反応曲線などを扱う分野では威力を発揮します．

Excel アドインソフト：「分析ツール」の機能を拡張したような，Excel上で動く統計プログラムです．エクセル統計（http://software.ssri.co.jp），Excel 統計（http://www.esumi.co.jp），StatMate III（http://www.atms.co.jp）などがあります．

SPSS，JMP および Prism はいずれも英語版，あるいは，それを翻訳したものですが，上記のアドインソフトは最初から日本語で作成されているため，比較的廉価であり，初心者でも使いやすいものが多く，解析結果も分かりやすく出力されます．

R：国際共同研究プロジェクトで開発され，公開，配布されている無料の統計ソフトです．オープンソースのソフトなので，自由にプログラミングして用いることができます．

R は CRAN（Comprehensive R Archive Network）からダウンロードすることができます．日本では http://cran.md.tsukuba.ac.jp などのミラーサイトがあります．

〈参考文献　4, 9, 10, 11〉

C コンピュータ用語事典

アドインソフト（add-in software）：すでに存在しているアプリケーションソフト（例えば，Excel）に外部から機能を付け加えるためのソフトウェア．アドオンソフト（add-on software）もほぼ同義で用いられる．

アルゴリズム（algorithm）：ある問題を解くための一連の手順．

OS（operating system）：コンピュータのハードウェアとソフトウェアを総合的に管理するソフトウェアで，基本ソフト（basic software）ともいう．Windows，MacOS，UNIX など．

オープンソース（open source）：ソースコード（source code）が公開されていること．プログラミング言語の言語仕様に従って書かれたコンピュータに対する一連の指示をソースコードと呼ぶ．

オプション（option）：基本的な構成の製品本体の他に任意に選べる追加機能．

カスタマイズ（仕様変更, customize）：ソフトウェア，ハードウェアを問わず，動作オプションや操作方式をユーザーが使いやすいように設定すること．

関数（function）：値を入力すると計算結果を返してくる機能．数値演算関数や論理演算関数がある．

コマンド（command）：特定の仕事をコンピュータに実行させるための指示．

ダイアログボックス（dialog box）：ユーザーに情報を提示し，必要に応じてユーザーに応答してもらうためのウィンドウ．

パッケージ（package software）：パッケージ化されて（まとめて）販売されている市販の製品としてのアプリケーションプログラム．

表計算ソフト（spreadsheet software）：表形式の数値データの各種計算を行うプログラム．行（row）と列（column）で構成される升目，セル（cell）にデータや計算式を入力することで集計する．

プリインストール（pre-install）：パソコンの出荷時にハードディスクにOSやアプリケーションソフトがインストールしてあること．

プログラミング言語（programming language）：コンピュータが直接，または間接的に理解できる人工言語．FORTRAN, COBOL, C, BASIC, Java など．

ミラーサイト（mirror site）：元となるウェブサイトと同一の内容を持つウェブサイト．

メニュー（menu）：ディスプレイ上に表示される選択肢．その中から処理したい項目を選択することによって，その処理を行うことができる．

参考文献

1. 東京大学教養学部統計学教室編：統計学入門，東京大学出版会，東京，1991
2. Hacking I 著，石原英樹，重田園江訳：偶然を飼いならす，木鐸社，東京，1999
3. Gardner MJ, Altman DG 著，舟喜光一，折笠秀樹訳：信頼性の統計学，サイエンティスト社，東京，2001
4. 奥田千恵子：医薬研究者のための統計ソフトの選び方　第2版，金芳堂，京都，2005
5. 奥田千恵子：医薬研究者のための評価スケールによるデータ収集と統計処理，金芳堂，京都，2007
6. Upton G, Cook I 著，白旗慎吾訳：統計学辞典，共立出版，東京，2010
7. 奥田千恵子：医薬研究者の視点から見た道具としての統計学　第2版，金芳堂，京都，2011
8. Lang TA, Secic M 著，大橋靖雄，林健一監訳：わかりやすい医学統計の報告，中山書店，東京，2011
9. 津崎晃一：数学いらずの医科統計学，第2版，メディカルサイエンスインターナショナル，東京，2011
10. 内田治，平野綾子，石野祐三子：JMPによる医療系データ分析，東京図書，東京，2012
11. 石村貞夫，石村光資郎：SPSSによる統計処理の手順，第7版，東京図書，東京，2013
12. 奥田千恵子：親切な医療統計学，金芳堂，京都，2014

日本語索引

あ～お

α過誤······················165
イェーツの補正··············174
ウェルチのt検定············170
F分布······················145
エラーバー··················83
円グラフ····················41
帯グラフ····················42
折れ線グラフ················41

か

回帰·······················101
回帰係数···················102
回帰分析···················101
回帰モデル·················101
階級························24
階乗······················136
χ^2検定················169
χ^2分布················144
ガウス·······················1
ガウス分布·················141
確率······················130
確率的····················120
確率分布···················133
確率変数···················131
確率密度関数···············139
片側検定···················164
カテゴリ····················23
間隔尺度····················24

観測度数···················173
ガンマ分布··················62
管理図······················82

き

幾何分布····················62
幾何平均値··················66
記述統計···················109
期待度数···················174
帰無仮説···················163
共分散······················99
曲線適合···················107
寄与率·····················105

く

偶然······················120
偶然誤差··············122, 134
区間推定···················153
クロステーブル··············91

け

傾向性のχ^2検定········173
系統誤差···················122
決定係数···················105
ケトレー····················61
検出力····················165

こ

誤差分布···················141
ゴセット·····················1

さ

最小値 ··················· 73
最小2乗法 ·············· 102
最大値 ··················· 73
残差 ···················· 102
算術平均値 ··············· 66
散布図 ··················· 90

し

死因別死亡率 ············· 32
事象 ···················· 130
指数分布 ················· 62
質的データ ··············· 23
四分位点 ················· 74
四分位範囲 ··············· 74
自由度 ·················· 146
集落抽出 ················ 121
出生率 ··················· 32
順序尺度 ················· 24
準ランダム抽出 ·········· 121
情報バイアス ············ 123
真の値 ············· 122, 140
信頼区間 ················ 153
信頼係数 ················ 154

す

推測統計 ················ 110
推定値 ·················· 140
数値データ ··············· 24
スタージェスの公式 ······· 48

せ

正規分布 ············ 61, 139
積事象 ·················· 136

z値 ··················· 142
セル ····················· 91
線形回帰分析 ············ 102
全数調査 ················ 109
選択バイアス ············ 123

そ

層化 ····················· 24
層化抽出 ················ 121
相関係数 ················· 95
相関分析 ················· 95
相対度数 ················· 31
双峰型分布 ··············· 58

た

対応のあるt検定 ········ 170
対応のないt検定 ········ 170
対数正規分布 ············· 62
対立仮説 ················ 163
多変量解析 ·············· 106
単純ランダム抽出 ········ 121

ち

中心極限定理 ············ 161
調和平均値 ··············· 66

つ

積み上げ棒グラフ ········· 40

て

t検定 ················· 169
t分布 ················· 144
データ ··················· 11
データマイニング ·········· 2

と

- 統計学的仮説検定……………163
- 統計量……………………………140
- 等分散性…………………………170
- 独立………………………………136
- 独立性……………………………170
- 独立性の χ^2 検定………………173
- 度数…………………………………24
- 度数分布表…………………………24

に

- 2項係数…………………………136
- 2項分布……………………62, 133
- 2値データ…………………………25

の

- ノンパラメトリック法……………62

は

- パーセンタイル……………………74
- バイアス…………………………122
- 箱ひげ図……………………………84
- パスカル……………………………1
- 外れ値………………………………74
- ばらつき…………………………122
- 範囲…………………………………73

ひ

- 比……………………………………33
- ピアソンの積率相関係数…………95
- P値………………………………163
- 比尺度………………………………24
- ヒストグラム………………………45
- 非線形回帰分析…………………102

ビッグデータ…………………………2
- 表計算ソフト………………………20
- 標準化……………………………143
- 標準誤差…………………………162
- 標準正規分布……………………142
- 標準偏差……………………………76
- 標本………………………………119
- 標本誤差…………………………122
- 標本調査…………………………110

ふ

- フィッシャー………………………2
- 負の2項分布………………………62
- 不偏分散…………………………146
- 分割表………………………91, 173
- 分散…………………………………76
- 分析ツール…………………………21

へ

- β 過誤…………………………165
- ベータ分布…………………………62
- ベルヌーイ試行…………………130
- 偏差…………………………………80
- 偏差平方和…………………………80
- 変動係数……………………………80

ほ

- ポアソン分布………………………62
- 棒グラフ……………………………39
- 母集団……………………………119
- 母数………………………………140

ま〜も

- マクニマ検定……………………173
- 無作為……………………………120

名義尺度……………………23

ゆ

有意水準……………………165

ら

ランダム……………………120
ランダム抽出………………119
ランダム割り付け…………169

り

離散量…………………………62
率………………………………32

両側検定……………………164
量的データ……………………24
理論的確率分布……………139

る〜ろ

累積度数………………………67
連続量…………………………62
ロジスティック回帰分析…102

わ

ワイブル分布…………………62
割合……………………………31

欧文索引

A

α error·················165
alternative hypothesis·················163
arithmetic mean·················66
average·················66

B

Bernoulli trials·················130
β error·················165
Beta distribution·················62
bias·················122
big data·················2
bimodal distribution·················58
binary data·················25
binomial coefficient·················136
binomial distribution············62, 133
birth rate·················32
box and whisker plot·················84

C

C.V.·················80
category·················23
cause-specific mortality rate·········32
cell·················91
central limit theorem·················161
CI·················153
χ^2 distribution·················144
χ^2 test·················169
χ^2 test for independence···········173
χ^2 test for trend·················173
class·················24
cluster sampling·················121
coefficient of determination·········105
coefficient of variance·················80
complete survey·················109
confidence coefficient·················154
confidence interval·················153
contingency table·············91, 173
continuous data·················62
correlation analysis·················95
correlation coefficient·················95
covariance·················99
cross table·················91
cumulative frequency·················67
curve fitting·················107

D

d·················80
data·················11
data mining·················2
degree of freedom·················146
descriptive statistics·················109
deviation·················80
df·················144, 146
discrete data·············62, 133
dispersion·················122

E

error bar·················83

error distribution ····· 141
estimate ····· 140
event ····· 130
expected frequency ····· 174
exponential distribution ····· 62

F

F distribution ····· 145
Fisher R A ····· 2
frequency ····· 24
frequency table ····· 24

G

Gamma distribution ····· 62
Gauss C F ····· 1
Gaussian distribution ····· 141
geometric distribution ····· 62
geometric mean ····· 66
Gosset W S ····· 1

H

harmonic mean ····· 66
histogram ····· 45

I

independent ····· 136
inferential statistics ····· 110
information bias ····· 123
interquartile range ····· 74
interval estimation ····· 153
interval scale ····· 24

L

least square methods ····· 102
linear regression analysis ····· 102

logistic regression analysis ····· 102
log-normal distribution ····· 62

M

maximum ····· 73
McNemar test ····· 173
minimum ····· 73
multivariate analysis ····· 106

N

negative binomial distribution ····· 62
nominal scale ····· 23
non-linear regression analysis ····· 102
non-parametric test ····· 62
normal distribution ····· 61, 139
null hypothesis ····· 163
numerical data ····· 24

O

observed frequency ····· 173
one-tailed test ····· 164
ordinal scale ····· 24
outlier ····· 74

P

P value ····· 163
paired t test ····· 170
parameter ····· 140
Pascal B ····· 1
Pearson's product moment correlation
  coefficient ····· 95
percentile ····· 74
Poisson distribution ····· 62
population ····· 119
power ····· 165

probability ································ 130
probability density function ············ 139
probability distribution ················· 133
proportion ································· 31

Q

qualitative data ······················ 23, 24
quartile ······································ 74
quasi-random sampling ················ 121
Quetelet A ·································· 61

R

r ··· 95
R^2 ·· 105
random ···································· 120
random allocation ······················· 169
random error ······················ 122, 134
random sampling ························ 119
random variable ························· 131
range ·· 73
rate ·· 32
ratio ··· 33
ratio scale ·································· 24
regression ································· 101
regression analysis ······················ 101
regression coefficient ··················· 102
regression model ························ 101
relative frequency ························ 31
residual ···································· 102

S

sample ····································· 119
sample survey ···························· 110
sampling error ···························· 122
scatter ····································· 122

scatter plot ································· 90
SD ·· 76
SE ··· 162
selection bias ····························· 123
significance level ························ 165
simple random sampling ··············· 121
spreadsheet software ····················· 20
SS ·· 80
standard deviation ······················· 76
standard error ···························· 162
standard normal distribution ········· 142
standardization ·························· 143
statistic ···································· 140
statistical hypothesis testing ········· 163
stratification ······························· 24
stratification sampling ················· 121
sum of square ····························· 80
systematic error ························· 122

T

t distribution ····························· 144
t test ······································· 169
theoretical probability distribution ·· 139
true value ························· 122, 140
two-tailed test ··························· 164

U

unbiased variance ······················· 146
unpaired t test ··························· 170

V

V ··· 76
variance ····································· 76

W

Weibul distribution ······················62
Welch's t test ····························170

Y

Yates' correction ······················174

Z

z score ····································142

［著者略歴］
奥田　千恵子　医学博士
　　1972 年　京都大学薬学部製薬化学科卒業
　　1986 年　京都府立医科大学麻酔学教室講師
　　1993 年　(財)ルイ・パストゥール医学研究センター基礎研究医療統計部門研究員
　　2011 年　横浜薬科大学教授
　　　　　　京都府立医科大学客員教授
［所属学会］
　　日本薬理学会，学術評議員
　　日本アルコール・薬物医学会評議員
［著　　書］
　　医薬研究者のためのケース別統計手法の学び方，金芳堂，京都，1999
　　医薬研究者のための統計ソフトの選び方（改2），金芳堂，京都，2005
　　医薬研究者のための評価スケールの使い方と統計処理，金芳堂，京都，2007
　　医薬研究者のための研究デザインに合わせた統計手法の選び方，金芳堂，京都，2009
　　医薬研究者のための統計記述の英文表現（改3），金芳堂，京都，2010
　　医薬研究者の視点からみた道具としての統計学（改2），金芳堂，京都，2011
　　親切な医療統計学，金芳堂，京都，2014
［訳　　書］
　　たったこれだけ！医療統計学（改2），金芳堂，京都，2015

医療系　はじめまして！統計学

2015年4月10日　第1版第1刷 ©

著　者　　奥田千恵子　OKUDA, Chieko
発行者　　市井輝和
発行所　　株式会社金芳堂
　　　　　〒606-8425 京都市左京区鹿ケ谷西寺ノ前町34番地
　　　　　振替　01030-1-15605
　　　　　電話　075-751-1111（代）
　　　　　http://www.kinpodo-pub.co.jp/
印　刷　　亜細亜印刷株式会社
製　本　　株式会社兼文堂

落丁・乱丁本は直接小社へお送りください．お取替え致します．

Printed in Japan
ISBN978-4-7653-1629-3

JCOPY ＜(社)出版社著作権管理機構 委託出版物＞

本書の無断複写は著作権法上での例外を除き禁じられています．複写される
場合は，その都度事前に，(社)出版社著作権管理機構（電話 03-3513-6969，
FAX 03-3513-6979，e-mail: info@jcopy.or.jp）の許諾を得てください．

●本書のコピー，スキャン，デジタル化等の無断複製は著作権法上での例外
を除き禁じられています．本書を代行業者等の第三者に依頼してスキャンや
デジタル化することは，たとえ個人や家庭内の利用でも著作権法違反です．